— PATRICK BOLK —

VEGAN
GUIDE

· ·

DIE WICHTIGSTEN
FAKTEN UND TIPPS ZUM
VEGANEN LEBEN

südwest

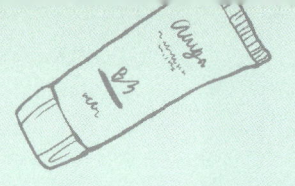
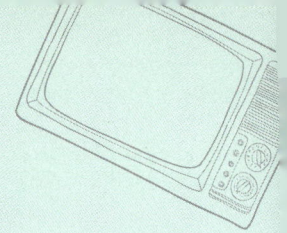

INHALT

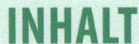

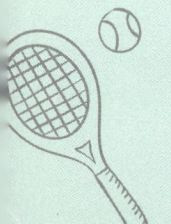
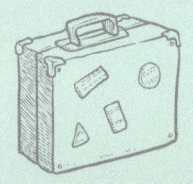
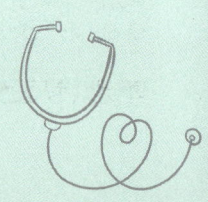

VORWORT

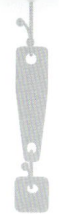

Ich persönlich lebe seit 2011 vegan. Die Entscheidung traf ich, nachdem ich mich über Jahre hinweg immer eingehender mit dem Thema Ernährung beschäftigt hatte. Ich zählte mich bereits zu den bewussten Essern, als ich noch Fleisch und andere tierische Produkte aß, denn ich kaufte schon seit einigen Jahren ausschließlich Bio-Produkte. Ich war der Überzeugung, das würde ausreichen, um mein Gewissen beruhigen zu dürfen und das Leben von Nutztieren angenehmer zu gestalten. Aber je mehr ich las und schaute, umso weniger wohl fühlte ich mich mit meinem bisherigen Ernährungskonzept, denn für meinen Konsum wurden Tiere gequält und getötet, auch Tiere aus der Biolandhaltung. Ich wollte wissen, ob es problemlos möglich sei, komplett auf tierische Produkte zu verzichten, suchte (damals) verzweifelt nach Sach- und Kochbüchern zum Thema, sprach mit den wenigen Veganern, die ich bis dato kannte. Was ich las und hörte, überzeugte mich, und irgendwann hieß es dann für mich: ab heute vegan!

Diesen Schritt habe ich niemals bereut, auch wenn er vielleicht nicht der einfachste ist. Einfacher ist es wohl, sich nicht mit den Konsequenzen des eigenen Konsums zu beschäftigen. Doch ich bin der festen Überzeugung, dass es sich lohnt, ganz genau hinzuschauen, was die eigene Ernährungs- und Lebensweise für die eigene Gesundheit, sein Gewissen, für andere Tiere, Umwelt und Klima bedeuten. Tatsächlich kenne ich niemanden, der diesen Schritt bereut hat, und ich inzwischen kenne ich ganz schön viele Veganer – denn sie werden immer mehr!

Ich hoffe, ich kann helfen, den Einstieg in die vegane Lebensweise etwas einfacher zu gestalten, denn der mag zumindest anfänglich etwas holprig sein. Aber keine Angst: Es wird von Tag zu Tag einfacher, schöner und leckerer!

VIEL SPASS MIT DIESEM BUCH!

WAS GENAU BEDEUTET EIGENTLICH DER BEGRIFF »VEGAN«?

Im Prinzip ist die Antwort ganz simpel: Veganer lehnen die Nutzung von Tieren und tierischen Produkten komplett ab. Veganer verzichten also auf Fleisch und Fisch, Milch, Milchprodukte wie Käse, Joghurt, Quark und Sahne, Eier und Honig, aber auch auf nicht so ganz offensichtliche tierische Inhaltsstoffe wie Gelatine, Süßmolkenpulver oder Zusatzstoffe tierischen Ursprungs. Wer sich nicht nur vegan ernährt, sondern komplett vegan lebt, schaut nicht nur bei seinem Essen, sondern auch bei Kleidung, Kosmetik, Medikamenten oder Reinigungsmitteln ganz genau hin, ob Tierisches enthalten ist oder ob die jeweiligen Produkte (oder deren Inhaltsstoffe) an Tieren getestet wurden. Und das ist leider häufig nicht so leicht zu erkennen.

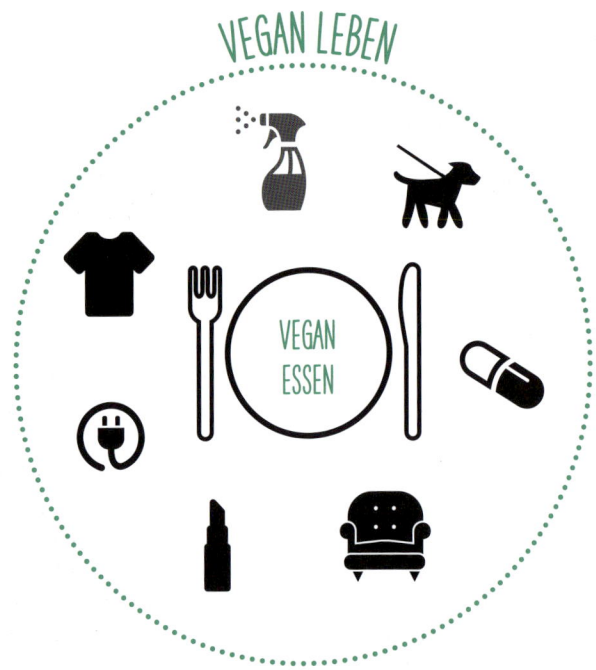

VEGAN LEBEN

VEGAN ESSEN

REINE DEFINITIONSSACHE

Die britische Vegan Society definiert Veganismus so: »Veganismus bezeichnet eine Philosophie und einen Lebensstil, der versucht – soweit möglich und praktikabel –, alle Formen der Ausbeutung und des Leides gegenüber Tieren für Lebensmittel, Kleidung oder jeglichen anderen Grund zu vermeiden; und fördert darüber hinaus die Entwicklung und die Nutzung von nicht tierlichen Alternativen zum Vorteil für Mensch, Tier und Umwelt.«[1] (Alle Quellen auf Seite 125)

CUT OUT THE CRAP!

Der Begriff »vegan« ist eine Wortschöpfung aus dem Begriff »vegetarian«, quasi daraus ausgeschnitten. Man liest in diesem Zusammenhang immer mal wieder den Slogan »Cut out the crap!« (»Lass den Mist weg!«). Der Konsum von tierischen Produkten wird sozusagen »rausgeschnitten«, um sich auf das Wesentliche (»vegan«) zu konzentrieren.

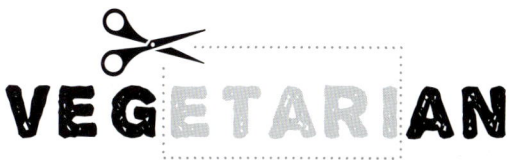

»AVAP – AS VEGAN AS POSSIBLE«

Wie umfangreich und konsequent man vegan lebt, entscheidet jeder für sich selbst. Es scheint unmöglich, zu 100 % vegan zu leben, denn dann dürfte man nicht mal mehr über eine Wiese gehen oder Auto fahren – schließlich wird man dabei ganz sicher (unabsichtlich) Insekten töten. Viele versuchen daher, »as vegan as possible« zu leben. Dort, wo es ganz offensichtlich und praktikabel umsetzbar ist, versuchen sie, Tierleid in jeglicher Form zu vermeiden. Aber jedes Mal im Restaurant nachzufragen, ob der Wein oder Saft auch wirklich vegan ist (dazu später mehr) oder ob im Pizzateig Ei enthalten ist, das ist vielen dann doch zu kompliziert.

WIE UND WANN ENTSTAND DIE VEGANE BEWEGUNG?

600 V. CHR.

VEGETARISMUS IN DER ANTIKE[2]

Die griechischen Orphiker galten als die ersten belegbaren Anhänger des Vegetarismus. Pythagoras lebte ebenfalls vegetarisch. In Indien entstanden Strömungen wie der Jainismus, der Gewaltlosigkeit gegenüber allen Lebewesen vorschrieb.

UM 1500

VEGETARISCHE BEWEGUNG NUR VEREINZELT IN EUROPA WAHRNEHMBAR

Der Vegetarismus war um diese Zeit in Europa nur vereinzelt wahrzunehmen, Fleisch war ein begehrtes Nahrungsmittel. Einer der wenigen bekannten Vegetarier war Leonardo da Vinci, der den Verzehr von Fleisch ablehnte.

1801

GRÜNDUNG DES ERSTEN VEGETARISCHEN VEREINS

Ab dem 18. Jahrhundert größere Verbreitung des Vegetarismus, Gründung des ersten vegetarischen Vereins 1801 in England

1847

GRÜNDUNG DER VEGETARIAN SOCIETY

1847 wurde die »Vegan Society« in England gegründet. Sie besteht bis heute.

1850

GRÜNDUNG DER AMERICAN VEGETARIAN SOCIETY

Nach dem Vorbild der englischen »Vegetarian Society« wurde 1850 auch in Amerika eine vegetarische Gesellschaft gegründet.

1867

GRÜNDUNG »VEREIN FÜR NATÜRLICHE LEBENSWEISE«

Mit der Gründung in Nordhausen gewann die vegetarische Bewegung in Deutschland an Bedeutung. Später erfolgte der Zusammenschluss mit weiteren Vereinen zum Vegetarierbund.

1944

GRÜNDUNG DER VEGAN SOCIETY

Aus der englischen »Vegetarian Society« ging die »Vegan Society« hervor, sie gilt als älteste vegane Gesellschaft der Welt.

1946

ERSTES VEGANES KOCHBUCH

Das erste Kochbuch, das das Wort »vegan« im Titel trug, war »Vegan Recipes« von Fay K. Henderson.

AKTUELLE ZAHLEN & FAKTEN

Es ist nicht so einfach möglich, die aktuelle Zahl vegan lebender Menschen in Deutschland festzustellen, denn es gibt keine repräsentativen Umfragen, lediglich Schätzungen. Der Vegetarierbund Deutschland geht (Stand Januar 2015) von 7,8 Millionen Vegetariern (10 % der Bevölkerung) und 900.000 Veganern (1,1 %) aus.[3] Die Zahl der Vegetarier in Deutschland soll sich seit 1983 verzehnfacht haben. Frauen ernähren sich deutlich häufiger vegetarisch als Männer. Laut Vegetarierbund nahm in den letzten zehn Jahren die Zahl der Veganer deutlich stärker als die der Vegetarier zu. Deutschland gehört mit diesen Zahlen weltweit zu jenen Ländern mit der größten Verbreitung einer vegetarischen oder gar veganen Lebensweise, zusammen mit z. B. Taiwan oder Israel.

VEGANE KOCHBÜCHER

Deutlich stieg auch die Zahl der Neuerscheinungen von veganen Kochbüchern. 2010 erschienen nur drei vegane Kochbücher, 2013 waren es bereits 50, 2014 schon 77 und 2015 sogar 119![4]

VEGANE RESTAURANTS

Auch hier gibt es keine offiziellen Zahlen, aber die Zahl steigt von Jahr zu Jahr deutlich. Alleine in Berlin schätzt der VEBU die Zahl rein veganer Locations inzwischen auf 40. Von 2014 bis 2015 soll die Zahl rein veganer Gastronomiebetriebe in Deutschland um 23 % gestiegen sein. Das Statistische Bundesamt zählte 2015 deutschlandweit 122 rein vegane Gastronomiebetriebe.

VEGANES BUSINESS

Der Umsatz mit veganen Produkten steigt mit jährlichen Zuwachsraten von durchschnittlich 17 % seit 2010 und einem gesamten Umsatz von inzwischen mehr als 700 Millionen Euro im Jahr. Die erste vegane Supermarktkette Europas, das Veganz, eröffnete bis 2015 bereits acht Märkte alleine in Deutschland.

TOP 10

HILFREICHE STARTERSEITEN ZUM THEMA VEGAN

» VEGAN-NEWS.DE

» VEBU.DE

» SUPERVEGANER.DE

» DEUTSCHLANDISTVEGAN.DE

» VEGANISMUS.DE

» PETA2.DE

» ALBERT-SCHWEITZER-STIFTUNG.DE

» HIGHFIVEVEGAN.ORG

» VEGAN.EU

» VEGPOOL.DE

Das sind nur einige erste Anlaufstellen im Internet. Die Zahl und Vielfalt an Blogs und Infoseiten zum Thema Veganismus ist riesig.

DIE VERSCHIEDENEN ESSTYPEN – WER ISST WAS?

VEGANER

OVO-VEGETARIER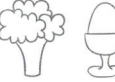

LACTO-VEGETARIER

OVO-LACTO-VEGETARIER

PESCETARIER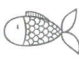

ALLESESSER (OMNIVORE)

Verwirrt? Fangen wir einfach an: Ein Omnivore isst sozusagen alles. Ein Pescetarier isst kein Fleisch, aber immer noch Fisch. Ein Ovo-Lacto-Vegetarier (der Essenstyp, den wir üblicherweise als Vegetarier bezeichnen) isst kein Fleisch und keinen Fisch, aber durchaus tierische Produkte wie Milchprodukte und Eier. Ein Lacto-Vegetarier verzichtet zusätzlich auf Eier, aber nicht auf Milchprodukte, bei Ovo-Vegetariern ist es genau umgekehrt. Veganer verzichten auf tierische Produkte jeglicher Art. Bis hierhin alles verstanden? Es wird noch ein wenig komplizierter...

SPEZIELLERE ESSTYPEN

Nicht jeder lässt sich genau in eine der eben genannten Esstyp-Schubladen eingruppieren. Es gibt durchaus noch ein paar speziellere Ernährungstypen, die bekanntesten im Folgenden.

ROHVEGANER

Rohveganer ernähren sich nicht nur vegan, sondern gleichzeitig auch rohköstlich, sie essen also nichts, was über 42 °C erhitzt wurde, da bei einer Erhitzung von über 42 °C Nährstoffe verloren gehen (s. dazu auch Seite 34).

FRUGANER

Fruganer ernähren sich vegan, achten darüber hinaus aber auch darauf, dass die Pflanzen, die sie essen, nicht durch den Verzehr ihrer Früchte beschädigt werden. Tomaten und Beeren etwa sind okay, nicht aber Kartoffeln oder Spinat, da hier die ganze Pflanze zerstört wird. Das Recht auf Leben soll auch für Pflanzen gelten.

BIO-VEGANER

Bio-Veganer essen vegan, achten zusätzlich aber darauf, ausschließlich Bio-Lebensmittel zu kaufen.

PUDDING-VEGANER

Natürlich kein offizieller Ernährungstyp. Bezeichnet einen Ernährungsstil, der zwar vegan ist, gleichzeitig aber von Fertigprodukten und viel Süßigkeiten geprägt wird, also ungesund ist.

FLEXI-VEGANER

Manch einer lebt in der Regel vegan, macht aber bisweilen Ausnahmen, entweder bei bestimmten Lebensmitteln (vor allem der Käseverzicht macht vielen zu schaffen) oder bei bestimmten Gelegenheiten (z. B. beim Familienessen oder unterwegs).

LIFESTYLE-VEGANER

Durchaus als Schimpfwort für jene gemeint, die lediglich vegan leben, weil es gerade »in« ist. Falls es sie wirklich gibt, freuen Tiere und Umwelt sich trotzdem.

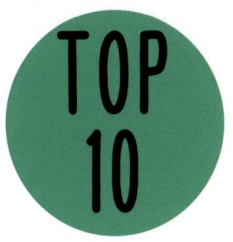

INTERESSANTE DOKUMENTATIONEN ZUM THEMA VEGAN UND ERNÄHRUNG

» EARTHLINGS

» GABEL STATT SKALPELL

» WE FEED THE WORLD

» UNSER TÄGLICH BROT

» COWSPIRACY

» FED UP!

» LIVE AND LET LIVE

» TASTE THE WASTE

» VEGUCATED

» LOS VEGANEROS (SPIELFILM)

Auf den bekannten Videoplattformen findet man darüber hinaus zahlreiche weitere Dokumentationen zu Themen wie Veganismus, Massentierhaltung, Nachhaltigkeit oder gesunde Ernährung.

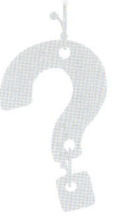

WARUM VEGAN LEBEN?
DIE BEKANNTESTEN GRÜNDE

Es gibt nicht DEN einen Grund dafür, vegan zu leben, sondern eine ganze Reihe von Gründen, und jeder hat wohl seinen ganz persönlichen Grund oder einen Mix aus verschiedenen Gründen. Häufig gesellen sich später weitere Gründe hinzu, wenn man sich eingehender mit dem Thema Veganismus beschäftigt. Beispielsweise hat man sich vielleicht ursprünglich aus moralischen Gründen für eine vegane Lebensweise entschieden, bevor man sich auch mit ökologischen oder gesundheitlichen Aspekten beschäftigt.

MORAL/ETHIK

Zumindest vor einigen Jahren noch war wohl der am häufigsten genannte Grund für eine vegane Lebensweise, Tierleid in jeglicher Form aus moralischer Sicht abzulehnen. Der Verzehr von Fleisch ist ohne das Töten von anderen Lebewesen nicht möglich, weshalb sich viele Menschen für eine vegetarische Lebensweise entscheiden. Da aber auch die Produktion tierischer Produkte wie Milch in der Regel mit Tierleid einhergeht, entscheiden sich immer mehr Menschen für eine konsequentere, vegane Lebensweise. Ethisch-moralisch motivierte Veganer möchten durch ihren Konsum nicht für das Leid anderer Lebewesen verantwortlich sein.

DIE EIGENE GESUNDHEIT

Immer häufiger nennen Neu-Veganer die eigene Gesundheit als die wichtigste Motivation für eine vegane Ernährung oder Lebensweise. Die bewusste und ausgewogene vegane Ernährung wird inzwischen von immer mehr Ernährungsexperten als vorteilhaft gegenüber einer solchen mit tierischen Produkten erachtet. Stetig kommen neue Untersuchungen hinzu, die zu dem Ergebnis kommen, dass tierische Produkte die Entstehung zahlreicher Zivilisationskrankheiten begünstigen. Viele »Gesundheits-Veganer« ernähren sich vegan, leben aber nicht unbedingt vegan, achten also z. B. bei Kleidung oder Kosmetik nicht darauf, ob alles vegan ist.

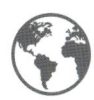

ÖKOLOGISCHE GRÜNDE

Der weltweit hohe Fleischkonsum bringt zahlreiche negative ökologische Konsequenzen mit sich. Er gilt als der größte Klimatreiber, sogar noch vor dem weltweiten Verkehr. Riesige Flächen Regenwald werden täglich abgeholzt, um Soja oder Mais zur Verwendung als Tierfutter anzubauen. Der Ressourcenbedarf an Land, fossilen Energien wie Öl aber auch Trinkwasser für die Fleischproduktion ist unvorstellbar groß, die großzügige Verwendung von Medikamenten und Pestiziden in der Futtermittelindustrie und in der Massentierhaltung bringt weitere Umweltschäden mit sich.

INEFFIZIENZ/WELTHUNGER

Die Produktion von Fleisch ist äußerst ineffizient, stellt man den Ressourceneinsatz (Fläche, Futter, Wasser etc.) und die Menge der produzierten Lebensmittel gegenüber. Berechnungen zufolge muss man beispielsweise ca. 16 Kilogramm Futter (z. B. Getreide) bei einem Rind »investieren«, um am Ende 1 Kilogramm Fleisch zu gewinnen.[5] Würde man das Getreide oder auch Soja direkt zur Herstellung von pflanzlichen Lebensmitteln nutzen, könnte man deutlich mehr Menschen ernähren, so der Vorwurf. Wie ist es zu rechtfertigen, so viel Energie (= Nahrung) zu verschenken, wenn gleichzeitig hunderte Millionen Menschen weltweit hungern?

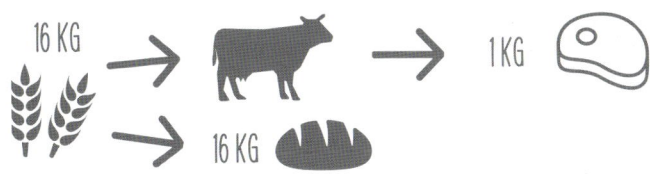

NOCH MEHR GRÜNDE

Es gibt noch eine ganze Reihe weiterer Motivationen für Menschen, vegan zu leben, z. B. religiöse, Allergien oder einfach die Abneigung gegen den Geschmack tierischer Produkte.

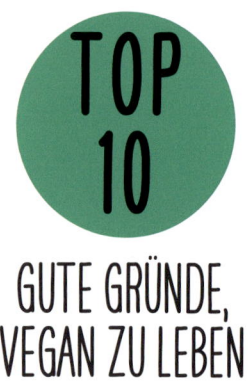

TOP 10

GUTE GRÜNDE, VEGAN ZU LEBEN

» WENIGER TIERLEID

» EIN GERINGERES RISIKO, KRANK ZU WERDEN

» SEIN NORMALGEWICHT BESSER HALTEN ODER ERREICHEN

» GANZ NEUE GESCHMACKSERLEBNISSE

» EIN BESSERES GEWISSEN

» DIE UMWELT SCHONEN

» EINE BESSERE HAUT UND WENIGER ALLERGIEN

» MEHR ENERGIE

» (DURCHSCHNITTLICH) LÄNGER LEBEN

» WENIGER CHEMIE IM ESSEN

Es gibt noch so einige weitere Gründe für eine vegane Lebensweise, aber diese zehn klingen schon ziemlich überzeugend.

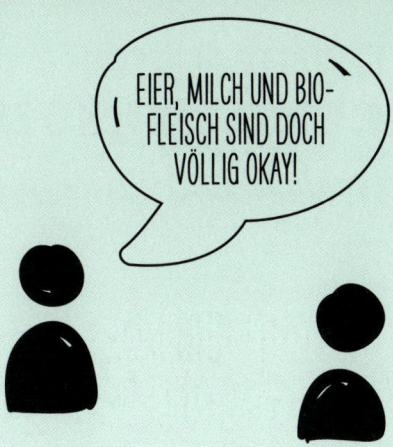

EIER, MILCH UND BIO-FLEISCH SIND DOCH VÖLLIG OKAY!

So schön wir uns das Leben der Tiere in der Bio-Haltung vorstellen, so wenig hat es vermutlich mit der Realität zu tun. Die meisten Bio-Betriebe sind längst große Massenbetriebe, und die Haltungsbedingungen sind (je nach Label bzw. Verband) in vielerlei Hinsichten nicht viel besser als in der konventionellen Haltung. Keine Frage, besser geht es den Tieren da, aber auch sie werden am Ende ihres in der Regel kurzen Lebens getötet.

Hühner legen zwar Eier, aber die Haltungsbedingungen sind gerade hier besonders katastrophal, auch für Legehennen. Hinzu kommt, dass jährlich alleine in Deutschland über 40 Millionen männliche Küken am Tag ihrer Geburt getötet werden, weil sie eben als Legehennen nicht zu gebrauchen sind. Sie werden vergast, erstickt oder geschreddert. Als Masthähnchen werden sie übrigens ebenfalls nicht genutzt, weil sie nicht so schnell an Gewicht zulegen können wie die für Masthähnchen vorgesehene Hühnerrasse.

Kühe geben zwar Milch, das aber eigentlich nur für ihre Kälber, nicht für erwachsene Menschen. Diese werden ihnen kurz nach der Geburt weggenommen, und die männlichen werden nach kurzer Zeit geschlachtet (Kalbfleisch). Die hohe Milchleistung und ständigen Schwangerschaften (nur dann geben Kühe Milch) belasten die Tiere dermaßen stark, dass sie in der Regel nach vier bis fünf Jahren völlig ausgelaugt geschlachtet werden. Die natürliche Lebenserwartung einer Kuh liegt übrigens bei 20 bis 25 Jahren.

DER WELTWEITE FLEISCH-KONSUM: EINIGE FAKTEN & ZAHLEN

ÜBER 300 MILLIONEN TONNEN BZW. 308.000.000.000 KILOGRAMM FLEISCH WERDEN WELTWEIT JÄHRLICH PRODUZIERT.[6]

---

43 KILOGRAMM FLEISCH WERDEN WELTWEIT DURCHSCHNITTLICH GEGESSEN, 33,3 KILOGRAMM IN ENTWICKLUNGSLÄNDERN, 79,3 KILOGRAMM IN ENTWICKELTEN LÄNDERN.

DIE US-GESELLSCHAFT TYSON FOODS, NACH JBS AUS BRASILIEN DAS ZWEITGRÖSSTE FLEISCHUNTERNEHMEN DER WELT, SCHLACHTET 42 MILLIONEN HÜHNER, 170.000 RINDER UND 350.000 SCHWEINE - PRO WOCHE.

2011 WURDEN NACH SCHÄTZUNGEN ÜBER 58 MILLIARDEN HÜHNER, 1,3 MILLIARDEN SCHWEINE, 2,8 MILLIARDEN ENTEN, 517 MILLIONEN SCHAFE, 654 MILLIONEN TRUTHÄHNE, 649 MILLIONEN GÄNSE UND PERLHÜHNER, 430 MILLIONEN ZIEGEN, 296 MILLIONEN RINDER UND 24 MILLIONEN BÜFFEL GESCHLACHTET. FISCHE TAUCHEN IN DEN STATISTIKEN GAR NICHT ERST AUF.

DEUTSCHLAND IST, WAS DAS SCHLACHTEN VON SCHWEINEN ANGEHT, MIT 58 MILLIONEN SCHWEINEN PRO JAHR AUF PLATZ 1 IN EUROPA.

BEI 4-9 % DER RINDER UND BEI 10-12 % DER SCHWEINE IST DIE BETÄUBUNG BEIM SCHLACHTEN IN DEUTSCHLAND MANGELHAFT ODER NICHT VORHANDEN.

RUND 750.000.000 TIERE WURDEN IN DEUTSCHLAND 2012 GESCHLACHTET, DARUNTER 627 MILLIONEN HÜHNER. DAS SIND PRO SEKUNDE CA. 24 TIERE.

70 % DES WELTWEITEN AGRARLANDES WIRD IN IRGENDEINER WEISE
FÜR DIE TIERFÜTTERUNG IN ANSPRUCH GENOMMEN.

———

40 % DER JÄHRLICHEN GETREIDEERNTE WELTWEIT
WANDERT IN DIE TRÖGE VON »NUTZTIEREN«.

———

BIS ZU 18 VERSCHIEDENE ANTIBIOTIKA WURDEN IN EINEM CHINESISCHEN
MASSENTIERHALTUNGSBETRIEB DEM FUTTER BEIGEMISCHT, BIS DER
»LIUHE-HÜHNERFLEISCHSKANDAL« AUFGEDECKT WURDE.
DIE HÜHNER NAHMEN DORT INNERHALB VON NUR 40 TAGEN
VON 30 GRAMM AUF 2,5 KILOGRAMM ZU.

———

ÜBER 70 % DES WELTWEITEN FISCHBESTANDES
SIND HEUTE BEREITS ABGEFISCHT.

———

JEDES JAHR WERDEN ÜBER 50 MILLIONEN TIERE
ALLEIN FÜR PELZ GETÖTET.

———

ÜBER 15.000 LITER WASSER WERDEN FÜR DIE PRODUKTION VON 1 KILOGRAMM
RINDFLEISCH BENÖTIGT - DAMIT KÖNNTE MAN EIN GANZES JAHR DUSCHEN.

———

40 MILLIONEN KÜKEN WERDEN GLEICH NACH IHRER GEBURT ALLEINE
IN DEUTSCHLAND JÄHRLICH GETÖTET, WEIL SIE ALS LEGEHENNEN NICHT
ZU GEBRAUCHEN SIND.

———

70 % DES AMAZONASREGENWALDES WURDEN BEREITS ABGEHOLZT,
UM ANBAUFLÄCHEN FÜR FUTTERMITTEL ZU SCHAFFEN.

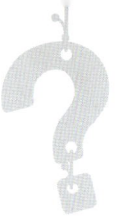

WAS KANN MAL ALS VEGANER ÜBERHAUPT NOCH ESSEN?

Eine vegane Ernährung soll nach Meinung vieler Menschen vor allem von einem geprägt sein: Verzicht! Es gibt ja schließlich eine ganze Menge (tierischer) Produkte, die man nicht mehr essen kann – oder besser: nicht mehr essen möchte. Das wären z. B. Kalbsschnitzel, Gehacktes, Nierchen, Leber, Schweinshaxen, Shrimps, Tintenfisch, Schinken, Salami, blutiges Steak, Blutwurst, Schweinskopfsülze, Grützwurst, Gänseschmalz, Stopfleber, rohe Eier, Kutteln, Zunge, Marklößchen, Milch, Käse, Joghurt und Quark aus Kuh-, Ziegen- oder Schafsmilch, Eier in jeglicher Zubereitungsform und viele, viele andere Produkte, die zumindest tierische Inhaltsstoffe enthalten. Das klingt doch zunächst mal wirklich ganz stark nach Verzicht, oder?

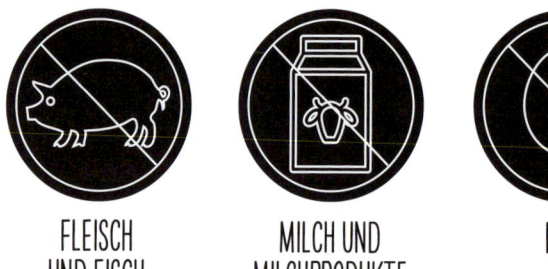

WAS VEGANER NICHT ESSEN (WOLLEN)

FLEISCH UND FISCH

MILCH UND MILCHPRODUKTE

EIER

Hinzu kommen zahlreiche nicht ganz so offensichtliche tierische Produkte in Lebensmitteln, z. B. Gelatine in Gummibärchen, Schweineborsten in Backwaren (Cystein), Süßmolkenpulver in Chips, Aromen aus tierischer Herkunft, tierische Zusatzstoffe und so einiges anderes, das bisweilen ganz schön unappetitlich klingt. Das macht das vegane Leben tatsächlich ein wenig schwieriger, und es ist ganz normal, dass man gerade am Anfang immer wieder Stolperfallen erlebt. Keine Angst, man wird irgendwann zum Profi!

WAS VEGANER ESSEN (KÖNNEN)

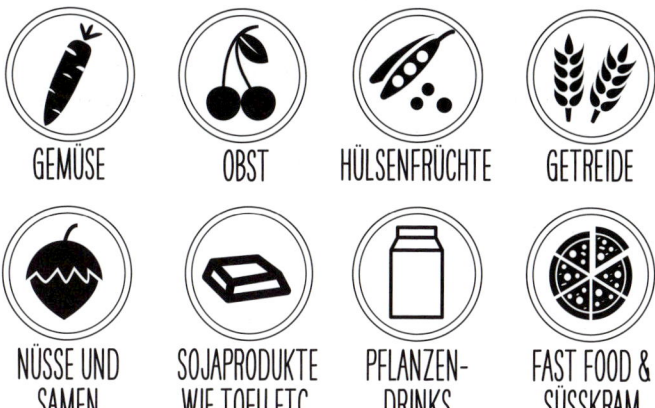

GEMÜSE   OBST   HÜLSENFRÜCHTE   GETREIDE

NÜSSE UND SAMEN   SOJAPRODUKTE WIE TOFU ETC.   PFLANZEN-DRINKS   FAST FOOD & SÜSSKRAM

Viel interessanter aber ist der Blick auf das, was man als Veganer alles (noch) essen kann. Die Vielfalt ist nach wie vor riesig. Sich vegan zu ernähren bedeutet keinesfalls, sich eingeschränkter zu ernähren, es verschiebt sich lediglich der Fokus. Im gleichen Maße, in dem man tierische Produkte von seinem Speiseplan streicht, kann man neue rein pflanzliche Lebensmittel entdecken, an denen man bislang vielleicht achtlos vorübergegangen ist. Kennt und isst man tatsächlich schon alle Gemüsesorten, die es zu kaufen gibt? Interessanterweise berichten die meisten Vegan-Umsteiger, dass sich die Vielfalt ihrer Lebensmittel im Einkaufswagen nicht verringert, sondern sogar deutlich erweitert hat. Gerade weil man nicht umhinkommt, sich bei der Umstellung auf eine vegane Ernährung eingehender mit Lebensmitteln zu beschäftigen, entdeckt man viel bislang Unbekanntes.

Hinzu kommt, dass es die meisten tierischen Produkte inzwischen in einer veganen Variante gibt, vom Soja-Schnitzel über Seitan-Gyros und veganen Käse aus Cashewkernen bis hin zu fast schon fragwürdigen Produkten wie veganen Hähnchenschenkeln oder (veganem) gefülltem Truthahn. Geschmacklich verblüffend ähnlich, sind solche Produkte aber in der Regel nicht sehr gesund.

DIE VEGANE ERNÄHRUNGSPYRAMIDE

Man stößt im Internet auf zahlreiche Ernährungspyramiden, die aufzeigen sollen, wie sich idealerweise eine vegane Ernährung zusammensetzen sollte, und alle unterscheiden sich letztlich auch ein wenig. Wer keine Wissenschaft aus seiner Ernährung machen möchte, sollte mit Gemüse und Obst sowie Getreide und Kartoffeln seine Nahrungsgrundlage bilden. Dazu eiweißhaltige Lebensmittel wie Sojaprodukte und Hülsenfrüchte, und in kleineren Mengen Nüsse und Samen sowie gute Öle und pflanzliche Fette. In geringerem Maße sind Süßungsmittel (wie Zucker und Agavendicksaft), Alkohol und Süßigkeiten zu verzehren. Auf Fertigprodukte wie veganen Käse sollte am besten komplett verzichtet, oder sie sollten zumindest nur in geringen Mengen verzehrt werden.

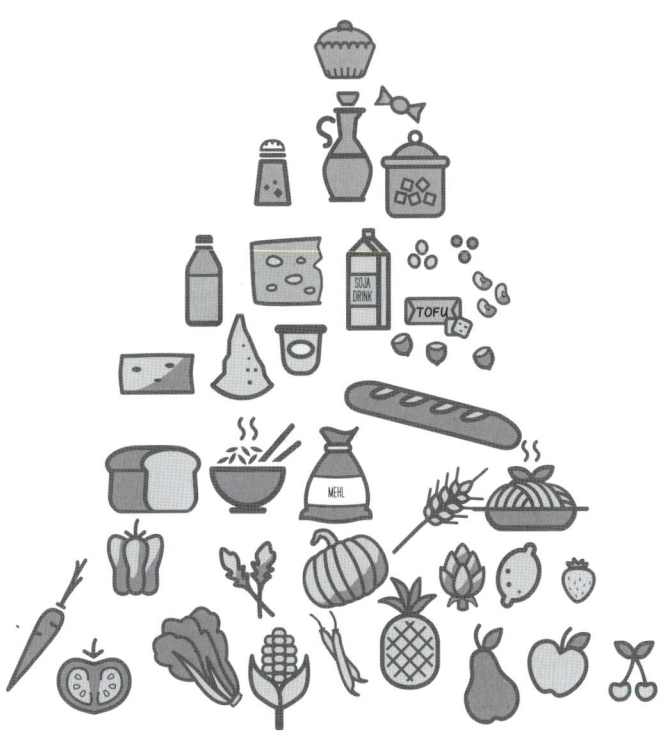

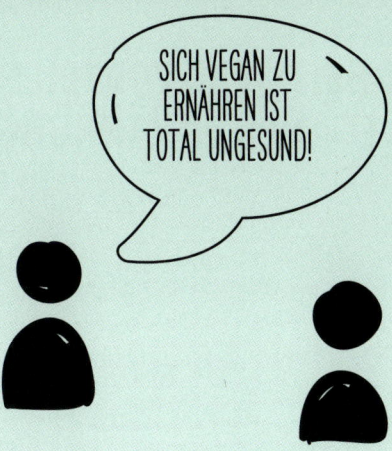

SICH VEGAN ZU ERNÄHREN IST TOTAL UNGESUND!

Eine vegane Ernährung kann tatsächlich ungesund sein, ja. So wie eine nicht-vegane Ernährung eben auch ungesund sein kann, weil man seinem Körper nicht all jene Nährstoffe zuführt, die er braucht. Das gilt generell für jede Ernährungsform. Wer auf eine vegane Ernährung umsteigt, muss natürlich besonders genau darauf achten, woher er zukünftig seine Nährstoffe bekommt, denn einige tierische Lebensmittel fallen als Quelle weg. Das muss einen aber nicht beunruhigen, denn man bekommt (fast) alles auch mit einer gut ausgewogenen pflanzlichen Ernährung, was man an Nährstoffen braucht. Die einzige Ausnahme ist das Vitamin B12, das man supplementieren sollte. Ansonsten ist die Aufnahme von Nährstoffen aus pflanzlichen Quellen häufig sogar vorteilhaft gegenüber der Aufnahme über tierische Quellen.

Wer sich hauptsächlich von veganen Fertig- und Ersatzprodukten mit zu viel Fett und Zucker ernährt (sogenannte Pudding-Veganer), wird auf Dauer mit großer Wahrscheinlichkeit tatsächlich ein Gesundheitsproblem bekommen, denn dann kann leicht ein Nährstoffmangel entstehen. Wer sich aber ausgewogen und abwechslungsreich von möglichst vollwertigen und frischen gesunden Lebensmitteln ernährt, sollte bei einer veganen Ernährung keinen Nährstoffmangel erfahren. Zur Sicherheit sollte man alle ein bis zwei Jahre ein großes Blutbild beim Arzt erstellen lassen – so ist man auf der sicheren Seite und kann ansonsten gezielt gegensteuern.

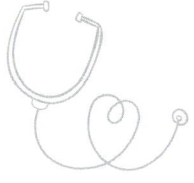

GESUNDHEITLICHE VORTEILE EINER VEGANEN ERNÄHRUNG

Eine ausgewogene und bewusste vegane Ernährung kann zahlreiche gesundheitliche Vorteile mit sich bringen. Veganer, so belegen inzwischen viele Studien, weisen ein deutlich geringeres Risiko auf, an chronischen Krankheiten wie Übergewicht, Diabetes Typ 2, Bluthochdruck, Herz-Kreislauf-Krankheiten und diversen Krebsarten zu erkranken. Es ist nicht nur entscheidend, was man bei einer veganen Ernährung zu sich nimmt, sondern vor allem auch wichtig, was man nicht mehr zu sich nimmt: Fleisch und andere tierische Produkte, die in Verdacht stehen, die Entstehung solcher eben genannten Erkrankungen zu fördern. Im Folgenden nur einige Beispiele – es lohnt sich, sich eingehender mit dem wichtigen Thema Ernährung und Gesundheit zu beschäftigen.

GEWICHT

Veganer sind statistisch gesehen weniger anfällig für Übergewicht, da sie ihre Kalorien in erster Linie über Gemüse, Obst, Hülsenfrüchte und Getreideprodukte beziehen. Diese Lebensmittel sind fettarm, sättigen aber durch ihren hohen Ballaststoffanteil.

CHOLESTERINSPIEGEL

Der Verzicht auf tierische Produkte geht mit einem Verzicht auf (unnötiges) Cholesterin einher, denn pflanzliche Nahrung ist cholesterinfrei. Ein zu hoher Cholesterinspiegel ist Auslöser vieler Krankheiten, besonders Herzkrankheiten. Viele pflanzliche Lebensmittel (z. B. Hafer, Bohnen oder Kürbis) haben sogar einen cholesterinsenkenden Effekt.

BLUTHOCHDRUCK

Gemüse und Obst enthalten viel Kalium, machen damit das Blut dünnflüssiger und wirken sich positiv auf den Blutdruck aus. Bluthochdruck ist Auslöser vieler Herz-Kreislauf-Erkrankungen.

DIABETES (TYP 2)

Eine gesunde vegane Ernährung stabilisiert den Blutzucker, da vollwertiges Gemüse und Vollkorngetreide einen niedrigen glykämischen Index haben. Veganer leiden seltener an Diabetes.

KREBS

Veganer leiden weniger häufig an Krebserkrankungen, das belegen zahlreiche Untersuchungen. Pflanzliche Lebensmittel sind frei von Stoffen, die Krebserkrankungen fördern, während der übermäßige Konsum von Fleisch (besonders »rotes Fleisch«), Milch und anderen tierischen Produkten häufig Auslöser von Krebserkrankungen sein soll.[7]

VERDAUUNG

Pflanzliche Lebensmittel enthalten im Gegensatz zu Fleisch, Milchprodukten und Eiern viele Ballaststoffe, und diese wirken sich förderlich auf unsere Verdauung aus.

ANTIOXIDANZIEN

Die gerade in pflanzlicher Nahrung reichlich enthaltenen Antioxidanzien schützen vor zahlreichen Erkrankungen.

SÄURE-BASEN-HAUSHALT

Lebensmittel wirken unterschiedlich basisch oder sauer auf unseren Körper, und eine ständige Übersäuerung kann ebenfalls Krankheiten auslösen. Fast alle tierischen Produkte und auch stark verarbeitete pflanzliche Produkte sind sauer, während der Großteil an vollwertiger pflanzlicher Nahrung basenbildend wirkt.

FETTE

Eine vegane Ernährung enthält weniger ungesunde gesättigte Fettsäuren, dafür mehr mehrfach ungestättigte Fettsäuren.

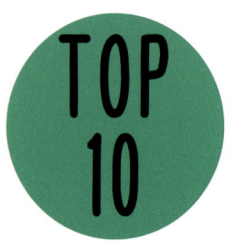

TOP 10

WICHTIGE ERNÄHRUNGSGRUNDSÄTZE

» MÖGLICHST 100 % PFLANZLICH

» MÖGLICHST VOLLWERTIG

» MÖGLICHST FRISCH

» MÖGLICHST ABWECHSLUNGSREICH

» MÖGLICHST OFT ROHKÖSTLICH

» VERZICHT AUF UNGESUNDE FETTE

» VERZICHT AUF INDUSTRIEZUCKER

» VERZICHT AUF ERSATZ- UND FERTIGPRODUKTE

» MÖGLICHST BIO-QUALITÄT

» VITAMIN B12 SUPPLEMENTIEREN

Es gibt kein »ganz oder gar nicht« beim Thema Ernährung. Jeder muss für sich entscheiden, wie konsequent er solche Grundsätze umsetzt oder eben auch nicht.

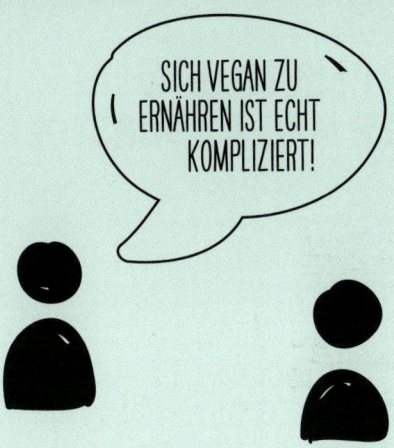

Ganz schön viele Regeln und Grundsätze sind scheinbar zu beachten, wenn man sich vegan ernährt. Das fängt schon beim Einkaufen an, wo man jede Verpackung genau studieren muss. Und dann soll auch noch alles gesund sein, vollwertig frisch und ohne Ersatz- und Fertigprodukte, gerne auch noch rohköstlich und die richtigen Fette und und und. Das scheint ja eine echte Wissenschaft zu sein, oder? Klingt auf jeden Fall ganz schön kompliziert!

WIE REAGIERE ICH AUF DIESES VORURTEIL?

Ja, man kann aus seiner Ernährung (nicht nur aus einer veganen) eine Wissenschaft machen. Es ist ja auch eine Wissenschaft, eine Ernährungswissenschaft eben. Niemand aber ist gezwungen, seinen Ernährungsalltag kompliziert zu gestalten. Ob man sich ganz bewusst ernährt, hängt letztlich ja auch nicht davon ab, ob man sich vegan ernährt oder nicht, sondern wie viel Zeit man investieren will, um sich Gedanken über seine Ernährungsweise zu machen.

Eine gesunde vegane Ernährung kann tatsächlich sogar ziemlich unkompliziert sein, wenn man einfach die wichtigsten Grundsätze (s. links) beachtet. Niemand ist gezwungen, mit einer Nährstofftabelle durch die Gegend zu laufen. Aber es zahlt sich wirklich aus, sich eingehender damit zu beschäftigen, was man konsumiert und was das für den eigenen Körper und die Gesundheit bedeutet. Was gibt es schon Wichtigeres als das?

WOHER BEKOMME ICH ALS VEGANER MEINE NÄHRSTOFFE?

Wie schon erwähnt muss man aus seiner Ernährung nicht unbedingt gleich eine Wissenschaft machen, aber interessant ist es natürlich trotzdem zu wissen, woher man bei einer veganen Ernährung alle Nährstoffe bekommt.

KOHLENHYDRATE

Eine ausgewogene vegane Ernährungsweise ist voller Kohlenhydrate und Ballaststoffe, vor einem Mangel muss man sich nicht fürchten. Getreide, Hülsenfrüchte, Gemüse, Kartoffeln, Obst oder Brot sind gute Kohlenhydratlieferanten.

FETT

Fett ist nicht gleich Fett, es gibt gesättigte, einfach ungesättigte und mehrfach ungesättigte Fettsäuren. Bei einer ausgewogenen veganen Ernährung ist dieses Verhältnis zumeist besser als bei einer tierproduktreichen Ernährung, da Letztere viele gesättigte Fette enthält. Gute pflanzliche Fettlieferanten sind pflanzliche Öle, Avocados, Nüsse, Samen und Körner. Ein besonderes Augenmerk sollte man auf die Versorgung mit Omega-3- und Omega-6-Fettsäuren legen. Gute Lieferanten hierfür sind Chiasamen, Avocados, Leinöl, Nussöle und Olivenöl.

PROTEIN

Nicht nur Fleisch und Eier enthalten Proteine, sondern auch jede Menge pflanzliche Lebensmittel. Pflanzliche Lebensmittel haben den Nachteil gegenüber tierischen, dass sie etwas schwerer verdaut werden und nur wenige pflanzliche Lebensmittel alle essenziellen Aminosäuren enthalten, aber eine abwechslungsreiche vegane Ernährung verhindert hier Mangelerscheinungen. Gute Proteinlieferanten sind Hülsenfrüchte, Nüsse, Avocados und auch Chiasamen.

MIKRONÄHRSTOFFE

Auch was Mikronährstoffe, also Vitamine, Mineralstoffe, Spuren-elemente und sekundäre Pflanzenstoffe angeht, muss man als Veganer keinen Mangel fürchten, denn Pflanzen liefern so ziemlich alle Nährstoffe, die wir benötigen. Mikronährstoffe liefern im Gegensatz zu den Makronährstoffen keine Energie, sind aber für zahlreiche Körperfunktionen lebensnotwendig. Im Folgenden ein paar Beispiele (keine vollständige Liste), die zeigen sollen, in welchen Lebensmitteln bestimmte Mikronährstoffe in hohem Maße enthalten sind.

» Vitamin A: Möhren, Hagebutte, Sellerie, Kürbis, Rote Bete, Blattgemüse
» Vitamin B1: Vollkornprodukte, Hülsenfrüchte, Erdnüsse, Kartoffeln, Weizenkeime
» Vitamin B2: grünes Blattgemüse wie Spinat, Mangold, Pak Choi, Brokkoli etc.
» Vitamin B3: Blattgemüse, Pilze, Erdnüsse
» Vitamin B6: Spinat, Lauch, Sauerkraut, Blumenkohl, Avocados, Nüsse, Linsen
» Vitamin B9 (Folsäure): Blattgemüse, Spinat, Petersilie, Nüsse
» Vitamin C: Erdbeeren, Kiwis, Johannisbeeren, Hagebutte, Kohl, Äpfel, Acerola
» Vitamin D2: Kohl, Spinat, Hefe, Pilze
» Vitamin E: Nüsse, Weizenkeime, Samen, Vollkorngetreide
» Vitamin K: grünes Blattgemüse
» Eisen: Blattgemüse, Rote Bete, Kresse, Vollkorngetreide
» Kalium: Spinat, Fenchel, Bananen, Kohl, Rote Bete, Pilze
» Kalzium: Blattgemüse, Spinat, Mandeln, Brokkoli, Sesam
» Magnesium: Bananen, Himbeeren, Avocados, Spinat, Nüsse
» Selen: Radieschen, Petersilie, Spargel, Paranüsse
» Zink: Nüsse, Samen, Kerne, Brokkoli, Sellerie, Erbsen

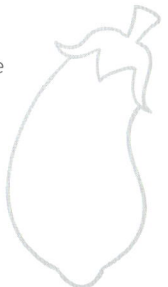

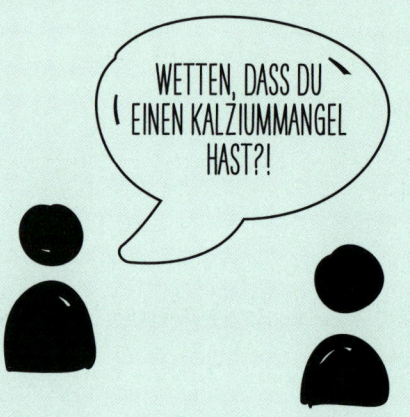

Eine der meistgehörten Fragen, die Veganern gestellt werden, ist:
»Woher bekommst du dann eigentlich dein Kalzium, wenn du keine
Milchprodukte konsumierst?« Die meisten Menschen denken bei
Kalzium gleich an Milch, denn Milch ist auf den ersten Blick ein
guter Kalziumlieferant. Aber ist Milch wirklich der Kalziumlieferant
schlechthin und stärkt Milch tatsächlich die Knochen, wie uns die
Werbung für Milchprodukte immer wieder suggerieren möchte?

WIE REAGIERE ICH AUF DIESES VORURTEIL?

Die gesundheitlichen Vorteile der Milch werden zunehmend stärker angezweifelt.[8] Immer häufiger belegen Studien, dass der Verzehr von Milch und Milchprodukten die Entstehung von Krankheiten wie Krebs oder Asthma fördern kann. Kein Wunder eigentlich,
denn Kuhmilch ist ja nicht für erwachsene Menschen, sondern als
Babynahrung für Kälber bestimmt. Viele Studien kommen zu dem
Ergebnis, dass ein hoher Milchkonsum die Entstehung von Os-
teoporose (Knochenschwäche) begünstigt, weil Milch den Körper
übersäuert, und der Körper als Gegenmaßnahme Kalzium aus seinen Speichern in den Knochen ausschüttet. Eine vegane Ernährung bedeutet zum Glück keinen Kalziummangel. Viele pflanzliche
Lebensmittel enthalten einen hohen Anteil an Kalzium, einige
sogar deutlich mehr als Milch. Sogar so manches Mineralwasser
übertrumpft den Kalziumgehalt der Milch deutlich.

SEHR GUTE PFLANZLICHE KALZIUMQUELLEN

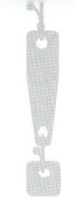

Kalzium kommt in vielen Lebensmitteln nur in geringen Mengen vor. Einige Lebensmittel enthalten dafür aber große Mengen des Mineralstoffs. Zu den 10 besten veganen Kalziumquellen gehören:

LEBENSMITTEL	MENGE (IN GRAMM)	KALZIUM (IN MG)
MOHN	25	365
SESAM	25	195
GRÜNKOHL, GEKOCHT	100	177
RUCOLA, ROH	100	160
MANDELN	50	132
PFLANZENDRINKS UND -JOGHURT, ANGEREICHERT	100	120
TEMPEH	100	111
FEIGEN, GETROCKNET	50	96
PAK CHOI	100	93
BROKKOLI, GEKOCHT	100	87

Quellen: Bundeslebensmittelschlüssel und USDA-Database

Der Kalziumbedarf beträgt für Erwachsene 1000 Milligramm pro Tag (nach aktuellem Kenntnisstand benötigen Veganerinnen und Veganer genauso viel Kalzium wie Gemischtköstler). Viel Kalzium ist auch in Tofu enthalten, da der mit Kalziumsulfat hergestellt wird (z. B. 185 mg pro 100 g in festem Tofu), in texturiertem Sojaprotein (TVP / »Sojaschnetzel«, 98 mg pro 100 g gekocht) und manchen Mineralwässern (teils über 200 mg pro Liter). Zum Vergleich: Vollmilch enthält 120 Milligramm pro 100 Milliliter. Weitere Informationen zum Thema findet man z. B. auf www.highfive-vegan.org.

KRITISCHE NÄHRSTOFFE: BITTE AUF VITAMIN B12 ACHTEN!

Eine vegane Ernährung kann durchaus alle Nährstoffe liefern, die man benötigt. Trotzdem gibt es einige Nährstoffe, die man besonders im Blick haben sollte, wenn man sich rein pflanzlich ernährt: Häufig genannt werden von Ernährungsexperten die Vitamine B2 und D, Jod und Selen. Der wohl kritischste Nährstoff ist das Vitamin B12, denn dieses findet man fast ausschließlich in tierischen Produkten. Vegetarier und Veganer leiden statistisch gesehen häufiger unter einem B12-Mangel als Omnivoren.

Befasst man sich mit dem Thema B12, so werden pflanzliche Quellen wie Algen immer wieder als gute B12-Lieferanten benannt. Diese Behauptungen sind aber höchst umstritten, da der Großteil des in diesen Pflanzen gemessenen B12 für den Menschen nicht verwertbar sein soll (»B12-Analoga«).[9] Wer sichergehen möchte, sollte supplementieren, also B12-Nahrungsergänzungsmittel nutzen. Im veganen Handel findet man zahlreiche Produkte, die speziell auf die Bedürfnisse von Veganern abgestimmt sind. Das Thema B12 ist sehr ernst zu nehmen, da ein Mangel häufig erst nach Jahren bemerkt wird und die Folgen dramatisch sein können. Unbedingt empfehlenswert ist ein regelmäßiger Bluttest (alle 1-2 Jahre), gemessen werden müssen dann die Werte HoloTranscobalamin, Serum-Vitamin-B12 und Homocystein. Nur die gemeinsame Messung dieser drei Werte führt zu aussagekräftigen Ergebnissen.

WIE SUPPLEMENTIEREN?

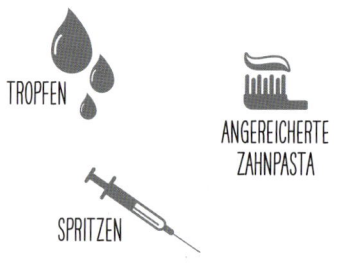

TROPFEN

SPRITZEN

ANGEREICHERTE ZAHNPASTA

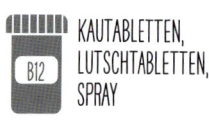

KAUTABLETTEN, LUTSCHTABLETTEN, SPRAY

B12

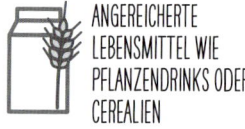

ANGEREICHERTE LEBENSMITTEL WIE PFLANZENDRINKS ODER CEREALIEN

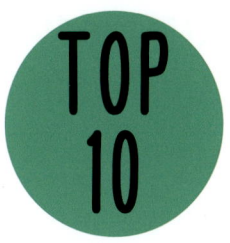

TOP 10

ZIEMLICH UNGESUNDE VEGANE PRODUKTE ODER GERICHTE

» POMMES MIT VEGANER MAYO UND TOFU-WURST

» WEISSMEHLPIZZA MIT VEGANEM KÄSE

» CHIPS

» VEGANE SCHOKOLADENKEKSE

» VEGANE SHRIMPS ODER HÄHNCHENSCHLEGEL

» VEGANE SCHOKO-DONUTS

» VEGANER KÄSE AUS BILLIGEM PFLANZENFETT

» VEGANE MARSHMALLOWS

» VEGANE SCHLAGSAHNE

» VEGANE BURGER MIT FERTIG-PATTYS

Fast Food, Fertiggerichte, stark verarbeitete Produkte, Industrie-zucker, billiges Pflanzenöl, Frittiertes, Zusatzstoffe – alles vegan: meist lecker, aber leider in der Regel auch ganz schön ungesund!

WAS IST EIGENTLICH DAS BESONDERE AN SUPERFOODS?

Superfoods sind ein absoluter Mega-Trend, gerade in der veganen Szene. Die absoluten Renner sind wohl Matchatee, Chiasamen und Kakao, aber es gibt eine Vielzahl an weiterer Superfoods wie Moringa, Acai, Baobab oder Weizengras, die man inzwischen in den Regalen der veganen Supermärkte, im Bio-Laden oder sogar auch schon im gut sortierten Supermarkt oder Drogeriemarkt findet.

Was aber genau sind denn nun eigentlich Superfoods? Die Antwort ist denkbar simpel: Superfoods sind solche Lebensmittel, die einen besonders hohen Gehalt an bestimmten Nährstoffen haben. Viele Superfoods kommen von weit her, z. B. aus den Anden in Peru oder Afrika, und sind sehr häufig in Pulverform erhältlich. Gewonnen werden sie u.a. aus Wurzeln, Blättern, Früchten, Gräsern oder Beeren. Der Moringa-Baum (bekannt als »Baum des Lebens«) wird quasi komplett in irgendeiner Form benutzt. All diese Superfoods gibt es zwar größtenteils erst seit kurzer Zeit in Deutschland, benutzt werden sie aber bereits seit Jahrhunderten oder gar Jahrtausenden, zumeist für medizinische Zwecke. Man verwendet solche Superfoods vor allem als Beigabe in Smoothies oder Müslis. Zunehmend häufiger findet man auch Superfoods-Mischungen in den Regalen, die mehrere Superfoods passend kombinieren.

Superfoods müssen aber gar nicht von weit her kommen, wir finden viele auch direkt vor unserer Haustür: Spinat, Tomaten, Aroniabeeren, Walnüsse, Löwenzahn, Hagebutte, Blaubeeren, Brunnenkresse oder Sanddorn, um nur einige wenige Beispiele zu nennen. Auch sie enthalten einen besonders hohen Gehalt an bestimmten Nährstoffen und sind daher echte Superfoods – auch wenn man sie vorher nicht so genannt hat. Man muss also gar nicht unbedingt teure Pülverchen oder Kapseln aus Südamerika kaufen, sondern sich einfach nur ein wenig damit beschäftigen, welche heimischen Gemüse, Kräuter oder Nüsse ebenfalls eine geballte Ladung an Nährstoffen bieten – und das in der Regel zum deutlich günstigeren Preis oder gar kostenlos!

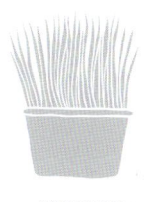

WEIZENGRAS

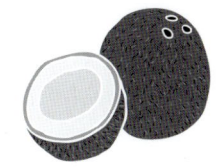

KOKOSÖL

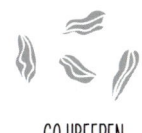

GOJIBEEREN

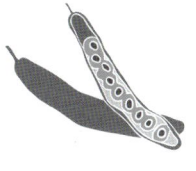

CAROB

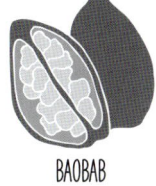

BAOBAB

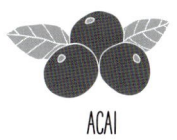

ACAI

BELIEBTE SUPERFOODS

CHIASAMEN

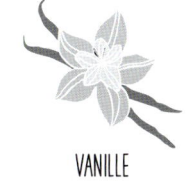

VANILLE

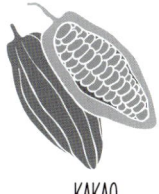

KAKAO

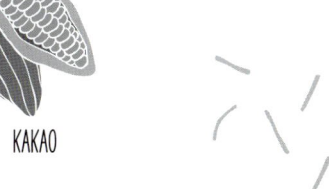

SPIRULINA

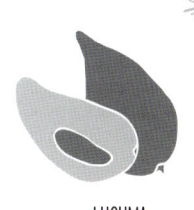

LUCUMA

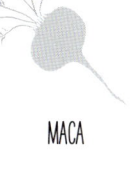

MACA

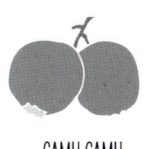

CAMU CAMU

WAS BEDEUTET
EIGENTLICH ROHKOST?

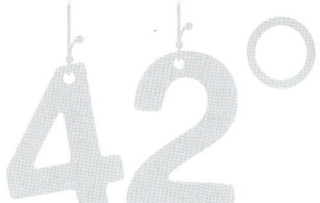

Auch auf das Thema Rohkost stößt man ganz schnell, wenn man sich mit der veganen Ernährung auseinandersetzt. Vegan ist nicht gleichbedeutend mit Rohkost, aber die meisten Rohköstler leben vermutlich auch vegan. Der Grundgedanke bei einer rohköstlichen Ernährung ist schnell erklärt: Man isst Lebensmittel möglichst roh, also im Urzustand, und erhitzt sie maximal bis 42 °C, da bei einer höheren Temperatur Nährstoffe und Enzyme verloren gehen, denn einige Nährstoffe sind sehr temperaturempfindlich (z. B. Vitamin C oder Chlorophyll). Hinzu kommt, dass durch das Erhitzen von Lebensmitteln bestimmte schädliche Stoffe erst entstehen (z. B. Acrylamid). Das Konzept der Rohkosternährung wird daher auch häufig als »Lebendige Nahrung« bezeichnet. Eine rohköstliche Ernährungsweise zielt also darauf ab, möglichst den vollen Nährstoffgehalt von unverarbeiteten Lebensmitteln zu nutzen.

Auf dem Speiseplan von Rohköstlern stehen in erster Linie Obst und Früchte, Gemüse, Blattgrün, Kräuter und Wildkräuter, Nüsse und Samen, Pilze, aber auch milchsauer vergorene Lebensmittel wie Sauerkraut (nicht beirren lassen, Milchsäurebakterien werden nicht aus Milch oder tierischen Produkten gewonnen). Wer rohköstlich, aber nicht vegan lebt, isst auch Rohmilchprodukte, Eier, weitere tierische Produkte wie rohes Fleisch und Fisch. In der Rohkostküche werden verstärkt Techniken wie Ankeimen oder Fermentieren benutzt, um solche Lebensmittel, die nicht roh verzehrt werden sollen, genießbar zu machen oder um noch mehr Nährstoffe anzureichern. Rohköstlich zu essen bedeutet keineswegs, nur auf Möhren rumzuknabbern, die rohköstliche Küche kann extrem kreativ und lecker sein, häufig aufwendig und natürlich sehr gesund – von der Rohkost-Lasagne bis hin zu rohköstlichen Torten. Rohköstler berichten von einem hohen Zuwachs an Energie, der Abnahme von überflüssigen Pfunden, dem Rückgang von Allergien und anderen Krankheiten. Das bedeutet nicht, dass man zu 100 % rohköstlich leben muss, aber es ist aus gesundheitlicher Sicht sinnvoll, möglichst viele Lebensmittel unverarbeitet zu essen.

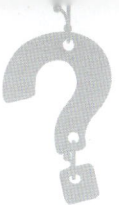

CLEAN EATING –
NOCH SO EIN TREND?

»Clean Eating« ist ein weiteres Schlagwort, das in den letzten Jahren Furore gemacht hat – bis hin zur Eröffnung von Clean-Eating-Restaurants. Und auch dieses Ernährungskonzept ist im Prinzip alter Wein in neuen Schläuchen, weil eigentlich gar nichts Neues. Das Clean-Eating-Konzept ist keineswegs eine neue Diät, sondern ein Ernährungskonzept, das im Prinzip einfach weitestgehend dem Konzept der Vollwerternährung entspricht. Es geht vor allem darum, möglichst ausschließlich unverarbeitete Lebensmittel (»cleane« Lebensmittel) mit hohem Nährstoffgehalt zu essen statt Fertiggerichte oder industriell verarbeitete Produkte.

» keine Fertiggerichte	» unverarbeitete Lebensmittel essen
» kein Fast Food	» möglichst viel frisches Obst und Gemüse
» keine stark verarbeiteten Lebensmittel	» 2-3 Liter Wasser pro Tag trinken
» keine Konservierungsstoffe oder andere künstliche/chemische Zusatzstoffe	» komplexe Kohlenhydrate mit Eiweiß kombinieren
» keine schlechten Fette	» selber kochen
» kein Industriezucker	» gesunde Fette
» keine künstlichen Süßstoffe wie Aspartam	» mehrere kleine Mahlzeiten über den Tag verteilt
» keine Lebensmittel mit hohem Kalorien- und gleichzeitig geringem Nährstoffgehalt	» auf die Portionsgrößen achten

KANN MAN ALS VEGANER NOCH GUT SPORT AUSÜBEN?

Tatsächlich glauben immer noch viele Menschen, eine vegane Lebensweise würde gerade für Sportler nicht ausreichend Energie liefern. Dass dieses Vorurteil nicht stimmt, zeigen nicht zuletzt zahlreiche erfolgreiche vegane Sportler.

» Alexander Dargatz, veganer Bodybuilder
» Carl Lewis, Leichtathlet, neunmaliger Olympiasieger, achtmaliger Weltmeister, Leichtathlet des Jahrhunderts
» Brendan Brazier, mehrfacher Ironman-Sieger
» Rich Roll, erfolgreicher Ultramarathon-Läufer
» Toni Innauer, Skispringer, Olympiasieger, Weltmeister
» Katharina Wirnitzer, Extremsportlerin
» Daniel Adlung, Fußballprofi
» Patrik Baboumian, »stärkster Mann Deutschlands«

Diese Liste lässt sich nicht nur quasi beliebig fortsetzen, sondern zeigt vor allem, dass man als Sportler mit einer gut geplanten veganen Ernährungsweise nicht nur sein Leistungsniveau halten, sondern sogar steigern kann – egal ob Ausdauer- oder Kraftsportler. Alle Nährstoffe, die man für den Sport benötigt, kann man sich über rein pflanzliche Lebensmittel zuführen: Kohlenhydrate, Protein, Fett und natürlich auch Vitamine, Mineralstoffe, Spurenelemente und sekundäre Pflanzenstoffe. Nicht nur Kraftsportler finden inzwischen eine große Bandbreite an veganen Proteinprodukten auf dem Markt, aber auch Energieriegel und natürlich jede Menge Superfoods, die eine hohe Nährstoffdosis vor, während und nach dem Sport liefern – abgesehen natürlich auch von Obst, Gemüse, Getreide und Pseudogetreide wie Quinoa und Amaranth. Viele Sportler bestätigen, dass sie durch die Umstellung auf eine vegane Ernährung ihr Leistungsniveau deutlich steigern konnten, und selbst Profimannschaften stellen ihre Teamverpflegung entsprechend um.

GUTE PFLANZLICHE PROTEINQUELLEN

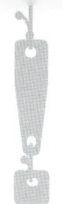

Besonders reich an Protein sind Hülsenfrüchte (inklusive Soja und Sojaprodukte), pflanzliche Fleischalternativen, viele Getreidsorten, Nüsse und Saaten. Zu den 10 besten veganen Proteinquellen gehören:

LEBENSMITTEL	MENGE (IN GRAMM)	PROTEIN (IN GRAMM)
LINSEN, ROH	100	23,4
TEXTURIERTES SOJAPROTEIN (TVP / »SOJASCHNETZEL«)	100	22,5
SEITAN	100	21,6
TOFU, FEST	100	15,5
KÜRBISKERNE	50	15,1
QUINOA, ROH	100	14
ERDNÜSSE	50	13,5
HAFERFLOCKEN	100	13,2
DINKEL-VOLLKORNMEHL	100	12,6
KIDNEYBOHNEN, GEKOCHT	100	9,6

Quellen: Bundeslebensmittelschlüssel und USDA-Database

Der Proteinbedarf für Erwachsene liegt bei mindestens 0,8 Gramm pro Kilogramm Körpergewicht pro Tag. Zum Vergleich: 100 Gramm Schweineschnitzel bringen 22 Gramm Protein, also ähnlich viel wie Linsen oder Sojaprotein. Schnell wird bei einem solchen Vergleich klar, dass man nicht Fleisch benötigt, um genügend Protein zu bekommen! Pflanzliche Proteinquellen haben darüber hinaus den Vorteil, dass sie weniger gesättigte Fettsäuren und keinerlei Cholesterin enthalten.

WO GEHEN VEGANER EIGENTLICH EINKAUFEN?

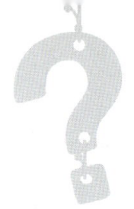

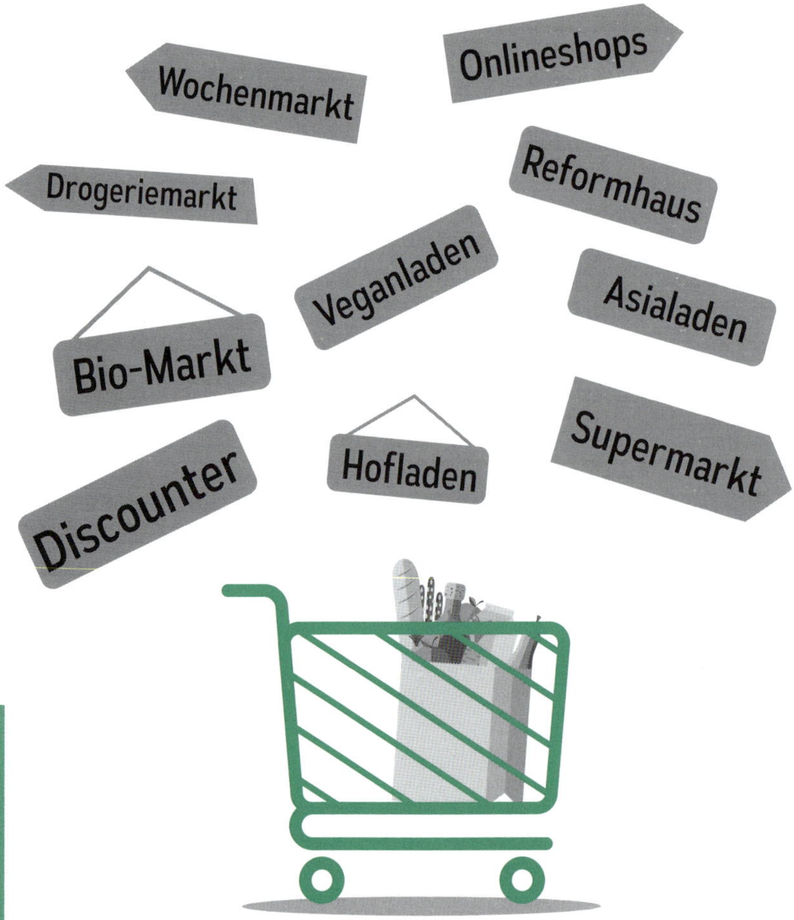

Wochenmarkt

Onlineshops

Drogeriemarkt

Reformhaus

Veganladen

Asialaden

Bio-Markt

Discounter

Hofladen

Supermarkt

ALSO ÜBERALL DORT, WO NICHT-VEGANER AUCH EINKAUFEN.
AUSSER VERMUTLICH BEIM METZGER.

VEGANE LÄDEN UND REFORMHÄUSER

Zumindest in größeren Städten findet man mit zunehmender Wahrscheinlichkeit vegane Läden oder gar Supermärkte wie das »Veganz«. Reformhäuser bieten ebenfalls ein großes Angebot an veganen Produkten und viel Fachkompetenz bei der Beratung.

SUPERMÄRKTE & DISCOUNTER

Fast alle Lebensmittel, die man für eine vegane Lebensweise benötigt, bekommt man auch beim Discounter oder Supermarkt um die Ecke: Obst, Gemüse, Getreide, Hülsenfrüchte, Pflanzendrinks, zunehmend aber auch immer mehr »speziellere« vegane Produkte wie Tofu-Würstchen, Sojasahne oder veganen Käse.

DROGERIEMÄRKTE

Drogeriemärkte wie dm oder Rossmann haben große Regale mit Bio-Lebensmitteln, vieles davon ist vegan. Dort bekommt man beispielsweise auch Tofu und Pflanzendrinks oder gar Superfoods.

TÜRKISCHE SUPERMÄRKTE UND ASIALÄDEN

Die Geheimtipps für Veganer: Solche Läden bieten eine große Auswahl an veganen Produkten; nicht nur Gemüse, Nüsse, Gewürze und Hülsenfrüchte, sondern auch Tofu, eingelegtes Gemüse, Sojafleisch, Tempeh, Kokosmilch, vegane Süßigkeiten und vieles mehr – und das meist zum kleinen Preis.

WOCHENMÄRKTE, BIO-KISTEN UND HOFLÄDEN

Eine vegane Lebensweise basiert vor allem auf Gemüse und Obst, und das bekommt man hier sehr häufig in guter Bio-Qualität. Weitere interessante Konzepte sind Food-Coops oder Soziale Landwirtschaft, bei denen man sogar selbst aktiv werden kann.

ONLINESHOPS

Onlineshops wie fooodz.de, alles-vegetarisch.de, veganic.de, keimling.de, lifefood.de oder pureraw.de haben sich auf vegane Produkte spezialisiert und bieten ein riesiges Angebot. Hier kann man sich sicher sein, ausschließlich rein pflanzliche Produkte zu bekommen.

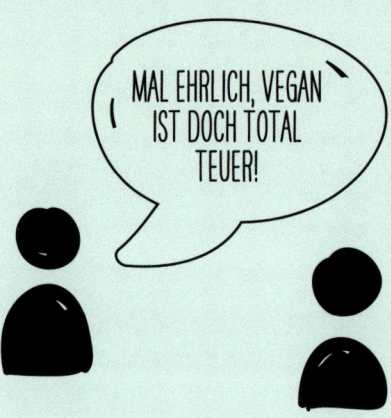

Bisweilen hört man, dass eine vegane Ernährungsweise nur etwas für Reiche sei, weil vegane Produkte total teuer seien. Und vergleicht man tierische Produkte mit veganen Ersatzprodukten, so scheint dieses Vorurteil tatsächlich auch zu stimmen. Vegane Varianten von Schnitzeln, Salami oder Milch sind allesamt teurer als die »Originale«. Außerdem scheinen Veganer Unmengen an teuren Produkten wie Nussmus, Matchatee und anderen Superfoods zu verzehren, gerne in Rohkost- und Bio-Qualität.

WIE REAGIERE ICH AUF DIESES VORURTEIL?

Es ist nicht abzustreiten, dass vegane Ersatzprodukte (also solche Produkte, die die tierischen Originale imitieren) teurer sind als tierische Produkte. Das eigentliche Problem aber ist wohl, dass Fleisch, Milch und weitere tierische Produkte viel zu billig sind, zuungunsten von Tieren und unserer Umwelt. Außerdem ist der Vergleich zwischen konventionellen Massentierhaltungsprodukten und veganen Produkten, die häufig Bio-Qualität haben, unfair. Hinzu kommt, dass eine vegane Ernährung nicht auf Ersatz- und Fertigprodukten oder Superfoods basiert, sondern auf Gemüse, Obst, Hülsenfrüchten und Getreide – und diese Grundnahrungsmittel sind günstig zu bekommen. Und nicht zuletzt sollte man im Zweifel nicht bei der Ernährung und damit der eigenen Gesundheit, sondern lieber an anderen, unwichtigeren Stellen sparen.

DIE WICHTIGSTEN VEGANEN LOGOS UND SIEGEL

Wie schön wäre es, wenn jedes Produkt ein eindeutiges Vegan-Siegel tragen würde, denn dann müsste man die Inhaltsliste nicht mehr so eingehend studieren. Schließlich hat nicht jeder einen rein veganen Supermarkt um die Ecke, der diese Vorprüfung für einen übernimmt. Die gute Nachricht ist, dass immer mehr Produzenten ihre veganen Produkte eindeutig als solche kennzeichnen. Ein einheitliches Logo gibt es allerdings ebenso wenig, wie der Begriff »vegan« bislang lebensmittelrechtlich eindeutig definiert und geschützt ist. Es gehört also durchaus auch eine Portion Vertrauen dazu, wenn der Hersteller eines Produktes dieses als vegan auszeichnet. Bislang gibt es lediglich zwei Vegan-Siegel, die man wohl als uneingeschränkt vertrauenswürdig einstufen kann, weil die jeweils dahinterstehenden Organisationen jedes Produkt vor einer Zertifizierung eingehend prüfen.

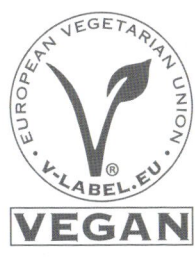

VEGAN-LABEL DER EVU

Vegan-Label der Europäischen Vegetarier-Union. Wird in Deutschland vom Vegetarierbund (VEBU) vergeben, bislang an über 250 Unternehmen. Analysiert werden Zutaten, Verarbeitungshilfsstoffe, Trägerstoffe von Vitaminen und Aromen sowie der Produktionsprozess. Weitere Informationen findet man auf www.v-label.info.

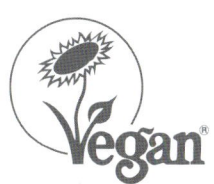

VEGAN-LOGO DER VEGAN SOCIETY ENGLAND

Auf über 18.000 Produkten in Europa, den USA, Kanada und Australien zu finden. Infos und Produktlisten findet man auf www.vegansociety.com.

VEGAN EINKAUFEN OHNE BÖSE ÜBERRASCHUNGEN ZU ERLEBEN

Vegan-Neulinge haben es gar nicht so einfach. Es dauert eine Weile, bis man alle tierischen Stolperfallen entdeckt hat und nicht mehr Inhaltslisten sämtlicher Produkte studieren muss, bevor diese in den Einkaufswagen wandern. Natürlich gibt es ganz offensichtliche nicht-vegane Produkte wie Fleisch, Fisch, Milchprodukte oder Eier. Aber dann wird es schon schwieriger: Viele Produkte enthalten tierische Inhaltsstoffe, wo man keine vermutet hätte. Häufig hilft der Blick auf die Inhaltsliste, um tierische Inhaltsstoffe wie Milch, Molke, Fischöl, Gelatine, Honig, Milchzucker, Milcheiweiß oder Bienenwachs eindeutig als solche zu erkennen. Doch dann wird es richtig knifflig, denn viele tierische Produkte sind als solche einfach nicht sofort zu identifizieren, weil man die entsprechende Bezeichnung noch nie gehört hat oder tierische Zusatzstoffe zusätzlich durch E-Nummern verschlüsselt sind.[10]

Fruchtgummi beispielsweise enthält oft Gelatine und/oder ist mit Bienenwachs (als Trennmittel) überzogen. Chips bestehen ausschließlich aus Kartoffeln und Gewürzen? Von wegen: Milchzucker, Süßmolkenpulver oder gar Aromen, die je nach Sorte aus Schwein, Geflügel oder Rind gewonnen werden. Solche Aromen müssen nach Lebensmittelgesetz nicht mal zwangsläufig in der Zutatenliste aufgeführt werden. Oder wer rechnet damit, dass in einer Bäckerei kaum ein Produkt vegan ist? Sehr häufig kommt z. B. bei der Teigzubereitung der Zusatz Cystein (oder auch: »E920«) zum Einsatz, um den Teig zu lockern – und dieser Zusatz wird aus Schweineborsten hergestellt. Auch Wein und Säfte sind häufig nicht vegan, da sie mit tierischen Hilfsstoffen geklärt werden.

Wer nicht im veganen Supermarkt einkaufen kann oder will, muss leider entweder Herstelleranfragen stellen, nach Vegan-Logos auf den Verpackungen Ausschau halten oder Internetseiten wie zutatencheck.de und lebensmittelklarheit.de zur Identifizierung nutzen. Zum Glück hat man irgendwann raus, welche Produkte man bedenkenlos kaufen kann und welche nicht.

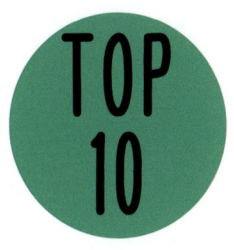

TOP 10

WENIG APPETITLICHE TIERISCHE ZUSATZSTOFFE

» HAUSENBLASE (FISCHBLASE)

» GELATINE (AUS BINDEGEWEBE)

» LAB (ENZYM AUS KÄLBERMÄGEN)

» PEPSIN (AUS MÄGEN VON KÄLBERN U.A.)

» CYSTEIN (AUS SCHWEINEBORSTEN)

» SCHWEINEFETT (BAUCHFETT VOM SCHWEIN)

» STEARINSÄURE (FETTSUBSTANZ AUS SCHWEINEMÄGEN)

» RINDERTALG (VERARBEITETES RINDERFETT)

» AMBRA (AUS WALDÄRMEN)

» MOSCHUSÖL (AUS GENITALIEN VON MOSCHUSOCHSEN)

Das ist nur ein kleiner Auszug von tierischen Zusatzstoffen in Lebensmitteln. Noch unappetitlicher wird es, wenn man sich tierische Zusatzstoffe in Kosmetik anschaut.[11]

DIE PFLANZENMILCH MACHT'S!

Milch ist ein schönes Beispiel dafür, warum eine vegane Ernährung keinesfalls einen Verzicht bedeutet. Die Auswahl an pflanzlichen Alternativen zu Milch ist nämlich immens und wachsend. Es macht richtig Spaß, sich durchzuprobieren. Für Kaffeefans nicht unwichtig: Nicht jeder Pflanzendrink lässt sich gut aufschäumen; bei Soja- und Mandeldrink beispielsweise klappt das sehr gut, Reis- und Haferdrinks wollen nicht so recht. Bei pflanzlichen Alternativen darf übrigens der Begriff »Milch« nicht genutzt werden, da dieser geschützt ist – also nicht wundern. Und noch eine kleine Besonderheit: Während Kuhmilch nur mit 7% besteuert wird, werden Pflanzendrinks mit 19% besteuert, weil Letztere im Gegensatz zu Kuhmilch nicht als Grundnahrungsmittel eingestuft werden.

TIERMILCH VS. PFLANZENDRINKS: VIELFALT

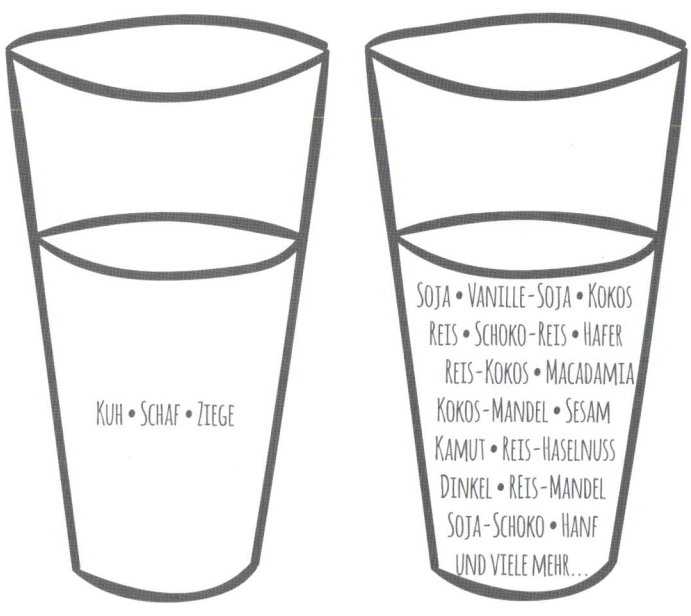

KUH • SCHAF • ZIEGE

SOJA • VANILLE-SOJA • KOKOS
REIS • SCHOKO-REIS • HAFER
REIS-KOKOS • MACADAMIA
KOKOS-MANDEL • SESAM
KAMUT • REIS-HASELNUSS
DINKEL • REIS-MANDEL
SOJA-SCHOKO • HANF
UND VIELE MEHR…

VEGAN LEBEN = NIE WIEDER KÄSE ESSEN?

Interessanterweise ist der Verzicht auf Käse für die meisten Veganer viel schlimmer als der Verzicht auf Fleisch. Irgendwo auch verständlich, denn die meisten Fleischprodukte wie Schnitzel, Gyros oder Würstchen können inzwischen in Geschmack und Form verblüffend ähnlich rein pflanzlich hergestellt werden. Bei Käse sieht das (noch) etwas anders aus, auch wenn das Angebot an veganen Käsesorten bereits heute riesig ist. Im veganen Supermarkt findet man an die 100 Sorten veganen Käse, in erster Linie aus Scheiben- und Streichkäsevarianten bestehend. Aber auch Schmelzkäse, Scheibletten, Mozzarella oder Streukäse gibt es »in vegan«. Ehrlich gesagt geht hier aber noch Quantität vor Qualität. Der Großteil der veganen Käseprodukte ist aus billigen Rohstoffen hergestellt und besteht hauptsächlich aus Pflanzenfett (z. B. Kokosöl) und Aromen, häufig mit Zusatzstoffen versehen, selten aus Bio-Zutaten hergestellt. Gesund ist so ein Käseersatz also nicht immer unbedingt. Geschmacklich nähert man sich aber immer weiter einem Käse aus Kuhmilch an, besonders veganer Streichkäse ist kaum oder gar nicht vom Original zu unterscheiden.

Geschmacklich und gesundheitlich interessanter ist veganer Käse auf Basis von Cashewnüssen oder Sojabohnen, der nach einem ähnlichen Verfahren wie »echter« Käse reift. Das Verfahren ist recht aufwendig, und entsprechend teuer sind solche Käsesorten leider. Dafür sind sie aber teilweise schon ganz schön nah dran an Camembert & Co. Trotzdem muss man eingestehen: Ganz große Käsefans werden trotzdem nicht umhinkommen, Käse mehr oder weniger stark zu vermissen, denn gerade speziellere Käsesorten sind in einer veganen Variante noch nicht herstellbar – und werden es vielleicht auch niemals sein.

Beliebt als Käseersatz für Aufläufe, Gratins oder Pizzen ist übrigens Hefeschmelz. Dieser wird aus Hefeflocken (die für einen käsigen Geschmack sorgen), Wasser, Mehl, Margarine, Senf und Salz angerührt (Rezepte findet man im Internet zuhauf).

VEGANE EIER?
GIBT ES (NOCH) NICHT!

Bei Eiern verhält es sich ähnlich wie bei Käse: So manches gibt es schlicht und ergreifend nicht in einer veganen Variante, z. B. ein gekochtes Ei oder ein Spiegelei (auch wenn sogar schon der eine oder andere probiert hat, das nachzubauen – mit mäßigem Erfolg allerdings). Ein veganes Rührei hingegen kann man ganz wunderbar mit Tofu und passenden Gewürzen wie Kala Namak zubereiten (s. Rezeptteil). Das Schwefelsalz Kala Namak ist übrigens die vegane Geheimwaffe, denn es kann Gerichten den Geruch und den Geschmack von Ei verpassen. Probieren Sie das mal aus: Eine Avocado mit Kala Namak bestreuen und mit geschlossenen Augen verspeisen – verblüffend, wie stark die Avocado plötzlich nach Ei schmeckt, oder?

In Gerichten wie Kartoffelsalat kann man Eistückchen einfach durch Tofu ersetzen, sogar einen Eiersalat kann man nachahmen. Backen ohne Ei? Auch kein Problem! Erstaunlicherweise kann man meistens das Ei ganz einfach weglassen, und trotzdem funktioniert der Teig. Ansonsten hat man eine ganze Reihe von Möglichkeiten, ein Ei zu ersetzen – natürlich immer davon abhängig, ob man etwas Süßes oder Deftiges zubereiten möchte. Im veganen Handel findet man inzwischen sogar Ei-Ersatzprodukte, die wahlweise Eigelb, Eiweiß oder das ganze Ei ersetzen, z. B. von »MyEy«. Solche Ei-Ersatzpulver basieren auf Stärkequellen wie Kartoffeln oder Mais, um die bindende Wirkung eines echten Eis zu erzielen. Und das funktioniert sogar richtig gut!

Aus gesundheitlicher Sicht ist der gelegentliche Verzehr eines Eis wohl ziemlich unbedenklich, auch wenn Eier sehr viel Cholesterin enthalten. Für die Zufuhr von Eiweiß, also Protein, benötigt man aber keine Eier, denn es gibt jede Menge gute rein pflanzliche Proteinquellen. Aus moralischer Sicht ist der Konsum von Eiern allerdings tatsächlich bedenklich (s. Seite 15).

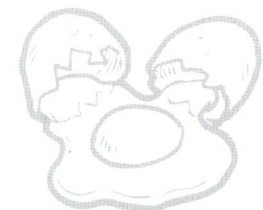

WIE ERSETZE ICH EIN EI?

Erstaunlicherweise kann man in Kuchen- oder Plätzchenteig meistens das Ei ganz einfach weglassen, und trotzdem funktioniert der Teig. Ansonsten hat man eine ganze Reihe von Möglichkeiten, ein Ei zu ersetzen – natürlich immer davon abhängig, ob man etwas Süßes oder Deftiges zubereitet, ob der Ei-Ersatz eine bindende oder auflockernde Wirkung erzielen soll. Die bekanntesten Ei-Alternativen sind:

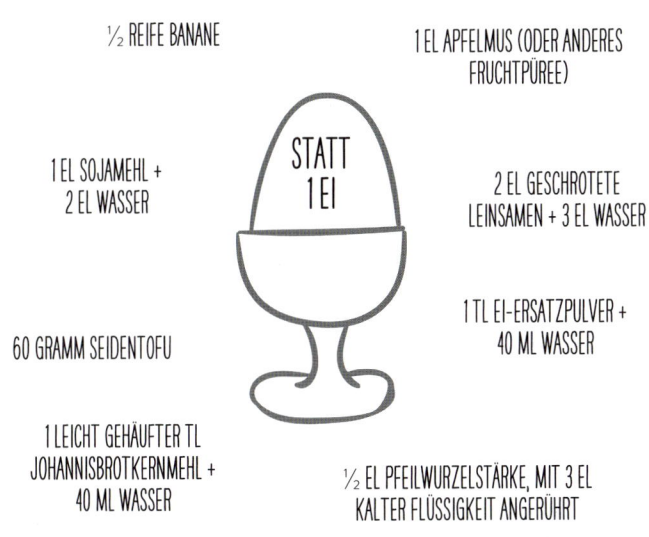

½ REIFE BANANE

1 EL APFELMUS (ODER ANDERES FRUCHTPÜREE)

1 EL SOJAMEHL + 2 EL WASSER

STATT 1 EI

2 EL GESCHROTETE LEINSAMEN + 3 EL WASSER

1 TL EI-ERSATZPULVER + 40 ML WASSER

60 GRAMM SEIDENTOFU

1 LEICHT GEHÄUFTER TL JOHANNISBROTKERNMEHL + 40 ML WASSER

½ EL PFEILWURZELSTÄRKE, MIT 3 EL KALTER FLÜSSIGKEIT ANGERÜHRT

Wenn es einfach nur darum gehen soll, einen Ei-ähnlichen Geschmack zu erzeugen, ist Kala Namak das Mittel der Wahl. Für die Bindung in pflanzlichen Burgern kann man einfach ein Ei mit einem Esslöffel Tomatenmark ersetzen. Und wer seinem Rührtofu die typisch gelbe Farbe eines Rühreis verpassen möchte, gibt einfach Kurkuma hinzu, ein natürliches Färbemittel. Ein Rezept für Rührtofu gibt es im Rezepteteil (s. Seite 95). Ansonsten findet man in Kochbüchern und auf Rezeptblogs im Internet jede Menge Anleitungen und Tipps für das Ersetzen von Eiern.

VEGAN BACKEN OHNE TIERISCHES – WIE SOLL DAS FUNKTIONIEREN?

Backen ohne Eier, Milch, Butter, Sahne und andere tierische Zutaten? Das ist tatsächlich kein Problem, denn so gut wie alles kann man durch vegane Alternativen ersetzen, egal ob man Plätzchen backen möchte oder gleich eine mehrstöckige Torte. Und das sogar wirklich ohne Geschmacksverlust!

EIER	» Eier einfach weglassen in Rezepten mit wenigen Eiern » Ei-Ersatzpulver (Fertigprodukt), Soja-, Johannisbrotkern- oder Maisstärkemehl (bindet und lockert) » Geschrotete Leinsamen (binden) » Fruchtpürees und pürierter Seidentofu (lockern)
SAHNE	» Sojasahne, Hafersahne » Aufschlagbare Sahne aus Soja-, Hafer- oder Kokosmilch
MILCH	» Pflanzendrinks aus Mandeln oder Soja oder Kokosmilch
HONIG	» Agavendicksaft, Apfelsüße, Reissirup, Ahornsirup, Stevia, Xylit
GELATINE	» Agar-Agar zum Binden » Guarkernmehl oder Maisstärke zum Andicken von Cremes
SCHOKOLADE	» Zartbitterschokoladen (in der Regel vegan) » Schokolade auf Reis- oder Sojabasis
BUTTER	» Vegane Margarine oder Pflanzenöl
DEKORATION	» Vegane Streusel, Zuckerperlen, Ornamente etc. (z. B. von der Firma »Biovegan«)

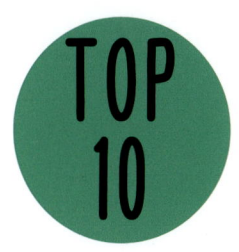

TOP 10

TOLLE VEGANE
KOCH- UND BACKBLOGS

» WWW.VEGGI.ES

» WWW.VEGANGUERILLA.DE

» WWW.EAT-THIS.ORG

» WWW.BBBAKERY.AT

» WWW.LAUBFRESSER.DE

» WWW.REZEPTEFUCHS.DE

» WWW.LECKERESINVEGAN.DE

» WWW.REZEPTEVEGAN.DE

» WWW.OH-SOPHIA.NET

» WWW.VEGAN-UND-LECKER.DE

WELCHE GETRÄNKE SIND NICHT VEGAN?

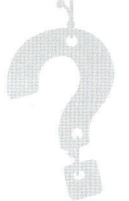

Eine ganze Reihe von Getränken ist ganz offensichtlich nicht vegan, vor allem natürlich alle, die Milch enthalten, egal ob Milch selbst, Buttermilch, Kefir, Joghurt-Lassis oder Molkedrinks. Doch auch bei den folgenden Getränken muss man schon etwas genauer hinsehen, um festzustellen, ob diese vegan sind oder nicht. Hilfe bietet z. B. der vegane Einkaufsguide von PETA.[12]

SÄFTE & LIMONADEN

Säfte werden doch einfach nur aus Früchten hergestellt? Ja, im Prinzip schon. Kauft man aber einen geklärten Saft, so kann dieser durchaus mit Gelatine geklärt worden sein – und das muss nicht auf der Verpackung deklariert werden. Bei naturtrüben Direktsäften ist man auf der sichereren Seite, da diese eben nicht geklärt werden. Auch bei Limonaden gilt es aufzupassen, denn diese werden auf der Grundlage von Fruchtsäften hergestellt und dazu häufig noch mit tierischen Aromen und Farbstoffen angereichert.

WEIN, SEKT, CIDRE & WEINESSIG

Hier gilt das Gleiche wie für Säfte: Wein wird geschönt bzw. geklärt, um die sogenannten Trubstoffe herauszufiltern. Dieser Prozess wird nicht selten mit Gelatine, Milchcasein, Eiklar oder einem Produkt aus Fischblase (Hausenblase) durchgeführt. Eine Deklarationspflicht für solche tierischen Hilfsstoffe gibt es bislang nicht. Glücklicherweise gibt es auch vegane Alternativen wie Aktivkohle oder vegetabile Gelatine, mit denen Wein geklärt werden kann. Immer mehr Produzenten deklarieren dankenswerterweise ihre veganen Weine deutlich als solche. Ansonsten hilft leider in der Regel nur eine (Internet-)Recherche. Ähnliches gilt für Cidre, Sekt und Essig auf Weißweinbasis – Apfelessig ist aber häufig vegan.

BIER

Bier, das nach dem Deutschem Reinheitsgebot gebraut wird, sollte in der Regel vegan sein. Das muss aber nicht für die Flaschenetiketten gelten, deren Kleber häufig Knochenleim enthält.

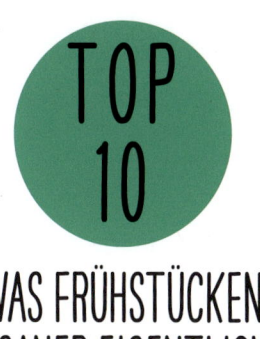

TOP 10

WAS FRÜHSTÜCKEN VEGANER EIGENTLICH?

» VOLLKORNBROT MIT VEGANEM AUFSCHNITT ODER AUFSTRICH

» BRÖTCHEN MIT GUACAMOLE UND RÄUCHERTOFU

» VEGANES MÜSLI MIT PFLANZENDRINK

» SOJAJOGHURT MIT FRÜCHTEN

» CHIAPUDDING

» GRÜNE SMOOTHIES ODER SMOOTHIE BOWLS

» VEGANER MILCHREIS

» RÜHRTOFU

» SÜSSE ODER DEFTIGE PFANNKUCHEN

» VEGANER EIERSALAT AUF ROGGENBROT

Es gibt wahnsinnig viele Frühstücksideen für Veganer, von süß bis deftig, von gesund bis nicht mehr so ganz gesund, von einfach (Stulle mit veganem Käse) bis aufwendig (z. B. der Eiersalat).

DES VEGANERS FLEISCH:
TOFU, TEMPEH, SEITAN, LUPINE

Auch als Veganer muss man nicht auf Currywurst, Schnitzel oder Fischfilet verzichten, denn für so ziemlich jedes tierische Produkt gibt es vegane Ersatzprodukte, auch »Fakeprodukte« (fake = gefälscht) genannt. Solche Produkte werden häufig auf Basis von Tofu oder Seitan, zunehmend auch auf Lupinenbasis hergestellt. Woher aber kommen Tofu & Co. und woraus bestehen sie?

TOFU – DER KLASSIKER DER VEGANEN KÜCHE

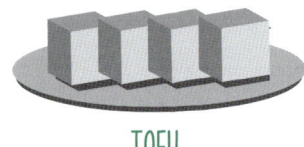

TOFU

Tofu ist der Inbegriff der veganen Küche für viele schlechthin, und häufig hält sich die Begeisterung für das Lebensmittel, das aus Sojabohnen, Wasser und einem Gerinnungsmittel (z. B. Nigari) hergestellt wird, sehr in Grenzen. Zumindest dann, wenn man bislang nur Naturtofu probiert hat, z. B. in einem asiatischen Restaurant. Kein Wunder, da Tofu an sich recht geschmacksneutral ist. Doch man kann ihn wunderbar würzen. Er ist zudem sehr vielfältig zu verwenden, nicht nur als direkter Fleischersatz (z. B. in asiatischen Gerichten statt Hühnchenfleisch oder als Feta-Ersatz), sondern auch als Grundlage zahlreicher veganer Gerichte und Produkte wie Tofu-Würstchen. Tofu kann man an anbraten, frittieren, panieren, grillen usw.

Neben dem geschmacksneutralen Naturtofu (der sich gerade deswegen gut zur Weiterverarbeitung eignet) findet man in unseren hiesigen Kühlregalen auch den weichen Seidentofu (der sich gut in Süßspeisen verarbeiten lässt), Räuchertofu (wenn es mal pikanter schmecken soll, z. B. als Speckersatz) und zahlreiche Gewürztofu-Varianten mit Basilikum-, Curry-, Algen- oder Sesamgeschmack. Tofu ist ein guter Eiweißlieferant, enthält dafür kein Cholesterin. Im asiatischen Raum kommt Tofu bereits seit Jahrhunderten zum Einsatz und ist dort bis heute ein weit verbreitetes und wichtiges Lebensmittel. Naturtofu und Tofu-Würstchen gibt es in jedem Supermarkt, die Räucher- und Gewürzvarianten im Bio-Laden, Reformhaus und natürlich im veganen Handel.

TVP (TEXTURIERTES SOJA), AUCH SOJAFLEISCH GENANNT

Ebenfalls aus Soja wird texturiertes Soja hergestellt, das als trockene Angelegeneit in Form von Granulat (als Hackfleischersatz gut geeignet), als Würfel, als Big Steaks oder als Nuggets zu kaufen ist. Es wird in Gemüsebrühe oder Sojasauce eingeweicht und anschließend in veganer Bolognese, Chili und Gulasch oder zu Frikadellen verarbeitet. Sojafleisch ist ähnlich wie Tofu recht geschmacksneutral, nimmt aber ebenfalls sehr gut Gewürze auf. TVP-Produkte sind sehr günstig und im Bio-Laden, im veganen Handel, aber auch in asiatischen Märkten zu bekommen.

TEMPEH – WENIGER BEKANNT, ABER ECHT LECKER

Weniger bekannt als Tofu ist ein anderes Produkt aus Sojabohnen, das in der asiatischen Küche ebenfalls seit langer Zeit gegessen wird: Tempeh. Tempeh wird nach einem ganz anderen Prinzip als Tofu hergestellt. Man impft gekochte und geschälte Sojabohnen mit einem Edelschimmelpilz und fermentiert ihn dadurch. Tempeh kann man in Scheiben geschnitten braten, dünsten, panieren, grillen

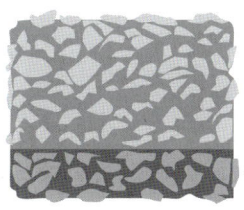

TEMPEH

oder frittieren. Er eignet sich gut in Gemüsepfannen, auf Salaten oder in Wokgerichten. Kaufen kann man Tempeh in Rollen oder Scheiben. Häufig findet man auch eine geräucherte Variante im Kühlregal.

LUPINEN – KURZE TRANSPORTWEGE

Immer beliebter wird Fleischersatz aus der Lupine, und das hat verschiedene gute Gründe. Lupinenpflanzen zählen zur Gattung der Hülsenfrüchte, und aus ihren Samen werden Fleischersatzprodukte wie Würstchen, Gyros, Brotaufstriche oder Schnitzel und sogar Eis hergestellt. Die Lupine wächst auch in Deutschland ganz hervorragend im Ökolandbau, was für kurze Transportwege sorgt und somit Lupinenprodukte auch aus ökologischer Sicht zu einer sinnvollen Alternative macht. Außerdem sind sie für Menschen mit Soja- oder Glutenunverträglichkeiten sehr gut geeignet. Die Lupine enthält übrigens alle essenziellen Aminosäuren.

SEITAN – DER ALLESKÖNNER AUS WEIZENKLEBER

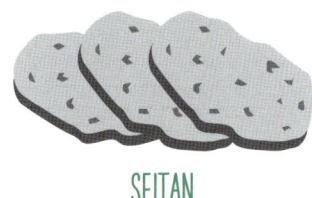

SEITAN

Sehr beliebt in der veganen Szene ist Seitan, ein Produkt, das aus purem Weizeneiweiß, auch als Gluten bekannt, hergestellt wird. Das Weizeneiweiß selbst wird durch das Auswaschen der Stärke aus Weizenmehl gewonnen. Man nennt es auch Klebereiweiß, und genau diese bindende Eigenschaft macht die Herstellung eines Fleischersatzes möglich. Das Auswaschen des Glutens kann man durchaus selbst zu Hause erledigen, der Prozess ist jedoch recht zeitaufwendig. Einfacher macht man es sich, wenn man gleich Seitanfix (reines Weizengluten) kauft und Seitan durch Hinzugabe von Wasser und Gewürzen einfach und preisgünstig selbst herstellt.

Seitan hat eine stark an Fleisch erinnernde Textur, weshalb er sich hervorragend als Basis für die Herstellung von Ersatzprodukten wie Würstchen, Aufschnitt, Gyros oder Burgerpattys eignet. Solche Fertigprodukte findet man im Bio-Laden, Reformhaus und natürlich im veganen Handel. Im Asialaden gibt es Seitanprodukte wie »Mock Duck«, die stark an Hühnchen oder Rind erinnern, jedoch zu 100% vegan sind. In der Regel wird Seitan aus Weizeneiweiß hergestellt, zunehmend wird aber auch aus Dinkel oder Kamut Seitan gewonnen, was besonders für Menschen mit Glutenunverträglichkeiten eine gute Nachricht ist. Seitan besitzt übrigens einen hohen Proteingehalt, enthält kaum Fett und kein Cholesterin. Entwickelt wurde Seitan vor einigen Jahrhunderten von buddhistischen Mönchen.

UND SONST?

Eine ganze Reihe weiterer Innovationen im Fleischersatzbereich wird in den nächsten Jahren sicherlich noch bekannter werden: Quorn aus fermentiertem Schimmelpilzmyzel oder extrudiertes Sojaprotein sind nur zwei Beispiele für Fleischalternativen, die früher oder später in den Kühlregalen landen werden. Der Markt für Fleischersatzprodukte wächst schließlich in hohem Maße.

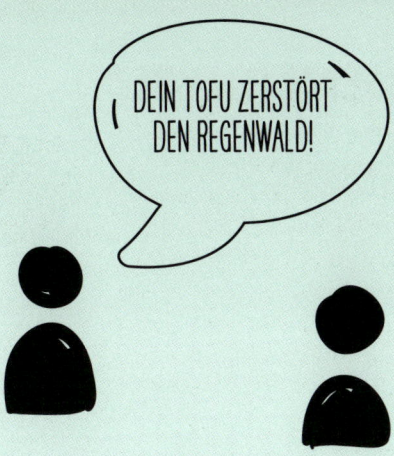

DEIN TOFU ZERSTÖRT DEN REGENWALD!

Tofu wird aus Sojabohnen hergestellt, und für den Sojaanbau werden riesige Flächen Regenwald abgeholzt. Ergo ist man doch letztendlich als Tofuesser für das Abholzen des Regenwaldes mit verantwortlich. Oder etwa nicht?

WIE REAGIERE ICH AUF DIESES VORURTEIL?

Ja, zumindest der erste Teil dieser Aussage stimmt. Für den Anbau von Soja in Monokulturen wird Regenwald in großem Maße abgeholzt, denn es wird viel Soja benötigt. Am Ende bleiben Mondlandschaften zurück, werden ganze Ökosysteme zerstört. Die ökologischen Konsequenzen sind also dramatisch, im Amazonasgebiet sollen bereits über 70 % des tropischen Regenwaldes dem Anbau von Soja, Mais und anderen Nutzpflanzen zum Opfer gefallen sein. Die Frage aber ist: Was passiert mit dem dort angebauten Soja? Etwa 80 % werden als Tierfutter genutzt, ca. 10 % werden zu Treibstoff verarbeitet, 9 % dienen der Herstellung von Margarine und Sojaöl und lediglich ca. 1 % dient zur Produktion von anderen Sojaprodukten wie Tofu.[13] Der Regenwald fällt also nicht unserem Tofukonsum zum Opfer, sondern der Massentierhaltung. Tofu und weitere Sojaprodukte von europäischen Herstellern werden in der Regel aus in Europa (vor allem Österreich und Frankreich) oder Asien angebauten Sojabohnen produziert. Tofu hat, wenn überhaupt, nur einen sehr kleinen Anteil an der Abholzung.

WAS ERSETZE ICH WIE?

FLEISCH- UND FISCHERSATZ

Würstchen	Tofu-, Seitan- oder Lupinen-Würstchen
Schnitzel oder Steaks	Soja-, Lupinen- oder Seitan-Schnitzel
Wurstaufschnitt / -aufstriche	Veganer Wurstaufschnitt, vegane Brotaufstriche
Leberwurst und Schmalz	Vegane Alternativprodukte
Gulasch	Sojawürfel oder Seitan
Hackfleisch	Sojahack, zerbröselter Tofu, Sojaschnetzel
Hähnchenfleisch	Seitanprodukte wie »Mock Duck« aus dem Asialaden
Speck	Räuchertofu oder veganer Speck
Fisch	Vegane Fischprodukte, Algen

MILCHPRODUKTE

(Kuh-)Sahne	Soja-, Hafer-, Mandel-, Reis- oder Kokossahne
Butter	Vegane Margarine
Joghurt	Soja- oder Kokosjoghurt
Quark, Crème fraîche oder saure Sahne	Vegane Alternativprodukte
Scheibenkäse, Parmesan, Feta, Mozzarella, Pizzakäse	Vegane Käsealternativen
Kaffeeweißer	Veganer Kaffeeweißer
Pudding	Vegane Puddingprodukte

WEITERE TIERISCHE PRODUKTE

Mayonnaise	Vegane Mayonnaise
Honig	Löwenzahnhonig, Holunderblütenhonig, Apfel- und Birnendicksaft
Milchschokolade	Zartbitterschokolade oder Schokolade auf Reis- oder Sojadrinkbasis
Milcheis	Eis auf Soja-, Reis-, Lupinen- oder Kokosbasis
Rinder- oder Hühnerbrühe	Gemüsebrühe
Gelatine und Bindemittel	Agar-Agar, Carrageen, Apfelpektin, Pfeilwurzelmehl, Kuzu, Johannisbrotkernmehl, Guarkernmehl
Süße Aufstriche	Erdnussbutter, Zartbitteraufstriche, Nussmus, zahlreiche vegane Aufstriche

SELBST MACHEN STATT KAUFEN!

Wie man anhand der Tabellen sieht (und die Tabellen stellen lediglich einen Auszug dar), gibt es für so ziemlich jedes tierische Produkt eine vegane Alternative, die es bereits fertig im (veganen) Laden zu kaufen gibt, egal ob Käse, Seitan, Mayonnaise oder Aufstriche. Es ist wirklich erstaunlich, wie groß, vielfältig und wachsend das Angebot an veganen Ersatzprodukten inzwischen ist. Im veganen Supermarkt findet man alleine über 100 vegane Käsesorten in den Regalen! Das meiste kann man aber auch mehr oder weniger einfach und zeitaufwendig selbst herstellen, z. B. Seitan-Aufschnitt und Seitan-Schnitzel, Kräuteraufstriche, Mayonnaise oder Parmesan. Warum nicht auch mal Naturtofu selbst marinieren oder einen Seitan-Braten herstellen? Dabei spart man nicht nur einiges an Geld, sondern kann auch seine ganz eigenen Kreationen herstellen, ganz nach Geschmack.

ALLES, WAS DIE VEGANE KÜCHE VERARBEITET (UND EIN WENIG MEHR)

GEMÜSE, SALATE, PILZE & OBST
Alles, was die Obst- und Gemüseabteilung hergibt. Möglichst frisch, möglichst bio.

HÜLSENFRÜCHTE
Erbsen, grüne Bohnen, Zuckerschoten, Kichererbsen, Linsen, Sojabohnen, Mungbohnen, Adzukibohnen

GETREIDE- & PSEUDO-GETREIDEPRODUKTE
Brot, Bulgur, Buchweizen, Haferflocken, Quinoa, Dinkel, Hirse, Couscous, Polenta, Amaranth, Vollkorn- und Basmatireis, Nudeln (aus Hartweizen/Reis/Dinkel), Soja-, Roggen-, Dinkel-, Weizenmehl, Dinkel-Vollkorngrieß, Reiswaffeln, gepoppter Amaranth

TOFU & CO.
Tofu natur, Räuchertofu, gewürzter Tofu, Seidentofu, Seitan, Tempeh, Sojaschnetzel, Sojawürfel, Sojahack, Lupinenprodukte

KERNE, NÜSSE & MUS
Sonnenblumen-, Kürbis-, Pistazienkerne, Leinsamen, Hasel-, Para-, Macadamia-, Cashew- und Walnüsse, Mandeln, Pinienkerne, Sesam, weißes Mandelmus, Erdnussmus, Haselnussmus, Cashewmus, Mandelpüree, Tahini

ÖL, FETT, ESSIG
Sonnenblumenöl, Olivenöl nativ extra, Kokosöl, Rapsöl, Leinöl, Hanföl, Sesamöl, pflanzliche Margarine, Kokosfett, Weißweinessig, Rotweinessig, Aceto balsamico

PFLANZENMILCHPRODUKTE
Nuss- oder Mandelmilch, Soja-, Reis-, Hafer-, Dinkelmilch, Soja-, Reis-, Hafer-, Dinkelsahne (nach Geschmack), Sojajoghurt natur und Vanille

ZUM WÜRZEN
Meersalz, Kala Namak, Steinsalz, Pfeffer, Hefeflocken, Curry-
und Paprikapulver, Gemüsebrühe, Koriander, Kurkuma, Knoblauch, Oregano, Kreuzkümmel, Ingwer, Bourbon-Vanille, Rosmarin, Muskatnuss, Lorbeerblätter, Majoran, Thymian, Tomatenmark,
Senf, Essig, Sojasauce, Chilis, Ketchup, Mayonnaise ohne Ei,
Worcestersauce, Wacholderbeeren, Senfsamen

KRÄUTER & SPROSSEN
Kräuter wie Basilikum, Minze, Kresse, Oregano, Rosmarin, Petersilie, Thymian, Schnittlauch, Dill, dazu Sprossen und Wildkräuter

GETROCKNETE FRÜCHTE UND GEMÜSE
Tomaten, Datteln, Pflaumen, Feigen, Rosinen, Cranberrys

FÜR DIE ASIATISCHE KÜCHE
Wasabipaste, helle Sojasauce, Currypaste, Sojasprossen,
Soba-Nudeln, Glasnudeln, Nori-Algen, Chilisauce

PRAKTISCH AUS DER KONSERVE
Mais, Tomaten (getrocknet/passiert/stückig), Gewürzgurken,
Kapern, Kidneybohnen, vorgekochte Kichererbsen, Oliven

BROTBELAG
Vegane Brotaufstriche und vegane Wurst, Erdnussmus, Kokosmus

SUPERFOODS/SPECIALS
Gojibeeren, Algen (getrocknet oder als Pulver), Chiasamen,
Maulbeeren, Macapulver, Matchatee, Kakao, Vanille

SÜSSUNGSMITTEL
Agavendicksaft, Agavensirup, Reissirup, Rohrzucker, Stevia

IMMER IM TIEFKÜHLFACH
Blätterteig, TK-Früchte, TK-Gemüse, TK-Kräuter (-mischungen)

KÄSE
Veganer Scheibenkäse, Frischkäse und Pizzakäse

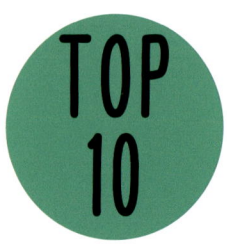

TOP 10

DIE WICHTIGSTEN UTENSILIEN FÜR DIE VEGANE KÜCHE

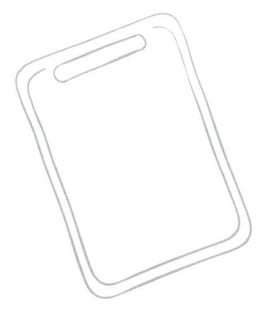

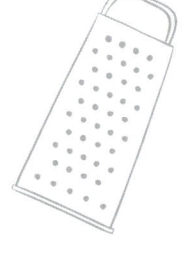

» GUTE TÖPFE UND PFANNEN

» 2 GUTE MESSER (1 KLEINES & 1 GROSSES)

» SCHNEIDEBRETTER

» PÜRIERSTAB

» SPARSCHÄLER

» FEINE KÜCHENREIBE

» KÜCHENMASCHINE

» VIERKANTREIBE

» GEMÜSEHOBEL

» LEISTUNGSFÄHIGER MIXER

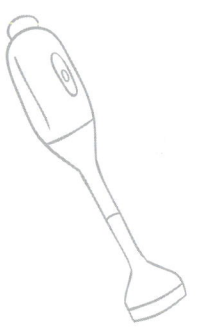

Veganprofis können sich gerne noch einen Profi-Entsafter, ein Dörrgerät und ein Sprossengerät zulegen. Aber solche Geräte sind teilweise mit doch recht hohen Investitionen verbunden.

DIE RICHTIGE LAGERUNG VON LEBENSMITTELN

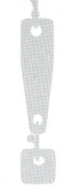

Wer Lebensmittel falsch lagert, risikiert, dass diese ihre Nährstoffe schnell verlieren oder gar schlecht werden. Südfrüchte z. B. mögen die Kälte eines Kühlschrankes gar nicht – drohen sie aber schlecht zu werden, kann man ihre Haltbarkeit durch Kühlung wenigstens noch etwas verlängern. Wegwerfen wäre zu schade!

IM GEFRIERFACH:
TK-GEMÜSE, TK-OBST, TK-KRÄUTER, AUFBACKBRÖTCHEN, BANANENSTÜCKCHEN FÜR SMOOTHIES & CO.

IN DER SCHALE:
TOMATEN, STEINOBST WIE KIRSCHEN UND MIRABELLEN, AVOCADOS, FRUCHTGEMÜSE AUS WARMEN REGIONEN WIE AUBERGINEN UND ZUCCHINI

IM KÜHLSCHRANK:
PFLANZENDRINKS, AUFSTRICHE UND AUFSCHNITT, MAYONNAISE, KETCHUP, SENF, DRESSINGS, TOFU, TEMPEH, SEITAN, SOJAJOGHURT, TOMATENMARK, MARGARINE, ANGEBROCHENES NUSSMUS, ANGEBROCHENE KOKOSMILCH, SPEISERESTE UND VORGEKOCHTES FÜR DEN NÄCHSTEN TAG (ABGEKÜHLT)

IM GEMÜSEFACH:
PILZE, BLATTGEMÜSE, KRÄUTERBÜNDE, SALATE, BUSCH- UND STANGENBOHNEN, ZUCKERSCHOTEN UND ERBSEN, WURZELGEMÜSE, BLUMENKOHL, SPARGEL, OBST UND FRUCHTGEMÜSE AUS WARMEN REGIONEN NUR, UM ES EIN PAAR TAGE LÄNGER ZU RETTEN

KÜHL, TROCKEN UND DUNKEL LAGERN:
KARTOFFELN, KNOBLAUCH, ZWIEBELN, ÄPFEL (SEPARAT LAGERN), BIRNEN, QUITTEN, ZITRUSFRÜCHTE, NUDELN, REIS, KONSERVEN

AUF DER FENSTERBANK:
KRÄUTERTÖPFE

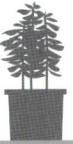

VEGAN ZU HAUSE

EIN KLEINER OBST- UND GEMÜSE-SAISONKALENDER

FRÜHLING (MÄRZ-MAI)

Junge Artischocken, frische Erbsen, neue Kartoffeln, Kohlrabi, Kopfsalate, Frühlingszwiebeln, Möhren, Radieschen, Salatkräuter, Spargel, Spinat, Rhabarber

IM SOMMER (JUNI-AUGUST)

Auberginen, Blumenkohl, grüne Bohnen, frische Bohnenkerne, Brokkoli, Gurken, diverse Kräuter, Mais, Paprika, Pfifferlinge, Rucola, Spinat, Spitzkohl, Tomaten, Zucchini, Zuckerschoten, Bataviasalat, Eichblattsalat, Eisbergsalat, Kopfsalat, Lollo rosso, Portulak, Radicchio, Aprikosen, Birnen, Heidelbeeren, Brombeeren, Erdbeeren, Himbeeren, Johannisbeeren, Kirschen, Mirabellen, Pflaumen, Stachelbeeren, Wassermelonen, Zwetschgen

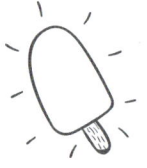

IM HERBST (SEPTEMBER-NOVEMBER)

Große Artischocken, Chicorée, Endivien, Feldsalat, Fenchel, Kartoffeln, Knoblauch, Kürbis, Lauch, wilde Pilze, Radicchio, Rotkohl, Rüben aller Art, Sellerie, Weißkohl, Zwiebeln, Äpfel, Birnen, Mirabellen, Pflaumen, Quitten, Weintrauben, Zwetschgen

IM WINTER (DEZEMBER-FEBRUAR)

Chicorée, Chinakohl, Feldsalat, Grünkohl, mehligkochende Kartoffeln, Lauch, Rosenkohl, Rote Bete, Rüben, Schwarzwurzeln, Sellerie, Wirsing, Zwiebeln, Orangen, Zitronen, Mandarinen

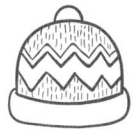

WARUM SIND BIO UND FAIRE HERSTELLUNG WICHTIG

Natürlich kann jeder grundsätzlich für sich selbst entscheiden, ob er Lebensmittel aus konventionellem oder aus ökologischem Anbau einkauft. Bio-Lebensmittel sind in der Regel teurer als konventionelle, und das hat eine ganze Reihe von (guten) Gründen. Ob Bio-Lebensmittel gesundheitliche Vorteile gegenüber konventionellen haben, ist zumindest umstritten. Klar ist aber, dass der Bio-Landbau unsere Umwelt schont, denn die Bio-Richtlinien untersagen den Einsatz von Pestiziden und Insektiziden, auch die Bio-Diversität wird im Bio-Landbau deulich besser gefördert. Bei welchen Lebensmitteln sollte ich daher bevorzugt auf Bio-Qualität achten, wo ist es (aus gesundheitlicher Sicht) weniger wichtig?

BIO-QUALITÄT SEHR WICHTIG	BIO-QUALITÄT WENIGER WICHTIG
» Äpfel	» Kiwis
» Pfirsiche	» Papayas
» Nektarinen	» Mangos
» Erdbeeren	» Spargel
» Trauben	» Zwiebeln
» Sellerie	» Erbsen
» Spinat	» Weißkohl
» Paprika	» Ananas
» Gurken	» Mais
» Kirschtomaten	» Avocados

In der linken Spalte findet man Lebensmittel, die aus konventionellem Landbau kommend eine besonders hohe Belastung mit Chemikalien aufweisen, die Lebensmittel in der rechten Spalte sind relativ gering belastet. Wer auf eine faire Herstellung achtet, sorgt mit dafür, dass die Menschen am Anbau- oder Herstellungsort fairer bezahlt werden, dass weniger Ausbeutung und Kinderarbeit stattfinden. Jeder kann durch bewussten Konsum mithelfen, dass andere Menschen, Tiere, Umwelt und Klima weniger leiden.

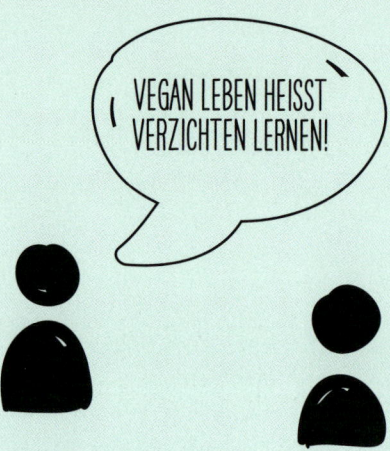

VEGAN LEBEN HEISST VERZICHTEN LERNEN!

Also: Kein Fleisch mehr, kein Fisch, keine Milch, kein Spiegelei, keine Milchprodukte, und dann auch noch der Verzicht auf all die Lebensmittel, in denen Milch, Honig und andere tierische Produkte enthalten sind. Mal ganz ehrlich, vegan leben heißt doch ziemlich offensichtlich verzichten zu lernen, oder?

WIE REAGIERE ICH AUF DIESES VORURTEIL?

Tatsächlich kann oder will man eine wirklich große Bandbreite an Lebensmitteln und Produkten nicht mehr essen, wenn man vegan lebt. Das steht außer Frage. Und natürlich ist das vegane Leben auch ein klein wenig komplizierter, weil man nun »gezwungen« ist, sich die Inhaltslisten von Produkten genauer anzuschauen. Das ist aber gleichzeitig ein Vorteil, wenn man mal bedenkt, was die Lebensmittelindustrie so in ihre Produkte packt – vieles möchte man doch dann eigentlich nicht wirklich essen. Man kauft also in der Regel mit der Umstellung auf eine vegane Ernährung viel bewusster ein als vorher, und das ist ja grundsätzlich positiv. Davon abgesehen, dass es zu fast jedem tierischen Produkt ein veganes Pendant gibt, entdecken die meisten Menschen viele neue Lebensmittel, wenn sie plötzlich mit anderen Augen durch die Supermarktregale streifen. Das Vorurteil, vegan bedeutet auch Verzicht, ist daher nur teilweise richtig. Ein Verzicht auf gewisse Inhaltsstoffe darf ja sogar durchaus als positiv bewertet werden.

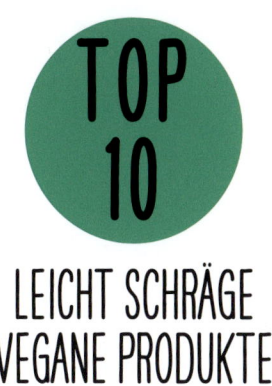

TOP 10

LEICHT SCHRÄGE VEGANE PRODUKTE

» VEGANES BEEF JERKY

» GEFÜLLTER VEGANER TRUTHAHN

» VEGANE SHRIMPS

» VEGANE HÄHNCHENSCHENKEL & HALBE HÄHNCHEN

» VEGANES SPIEGELEI

» VEGANE TINTENFISCHRINGE

» VEGANER HACKBRATEN

» VEGANER ROLLBRATEN MIT KÄSE GEFÜLLT

» VEGANE SCHWEINSOHREN FÜR HUNDE

» VEGANES EIGELB

Bei so manchem veganen Produkt darf man tatsächlich auch mal stutzen. Müssen halbe Hähnchen oder Truthähne »nachgebaut« werden? Darf natürlich jeder selbst entscheiden, ob er das kauft!

KOSMETIK UND PFLEGEPRODUKTE – LÄNGST NICHT IMMER VEGAN

Kosmetik und Pflegeprodukte enthalten sehr häufig nicht vegane Bestandteile, zudem werden viele solcher Produkte an Tieren getestet. Möchte man seinen gesamten Lebensstil vegan ausrichten, so sollte man auch einen genaueren Blick auf die Produkte richten, die man auf Haut oder Haar aufträgt. Die Umstellung auf rein vegane Produkte ohne Tierversuche ist allerdings durchaus mit ein wenig Recherche verbunden, denn eine klare Auszeichnung der Produkte mit entsprechenden Labels oder Logos findet man längst nicht durchgängig. Zudem ist vegane Kosmetik nicht zwangsläufig auch tierversuchsfrei und Naturkosmetik nicht automatisch auch vegan, da bestimmte tierische Inhaltsstoffe in Naturkosmetik verwendet werden dürfen. Am besten helfen hier Listen (gibt es z. B. von PETA und bei www.kosmetik-vegan.de), die nicht-vegane Inhaltsstoffe, aber auch vegane Produkte auflisten. Trägt ein Produkt die Veganblume (ein Label der Vegan Society), so ist dieses Produkt vegan und ohne Tierversuche entwickelt und hergestellt worden.

WELCHE INHALTSSTOFFE SIND NICHT VEGAN?

Die Liste solche Inhaltsstoffe ist lang und sehr häufig für den Käufer nicht mal entschlüsselbar, denn wer weiß schon, was genau sich beispielsweise hinter E481 (Milchprotein) verbirgt oder was Biotin genau ist? Verwendete tierische Inhaltsstoffe in Kosmetik sind beispielsweise (die komplette Liste ist leider sehr lang):

» Kollagen (aus Fisch- und Schweinehaut)

» Glykogen (aus den Muskeln toter Tiere)

» Stearinsäure (u.a. aus Schweinefett oder Rindertalg)

» Keratin (aus Federn, Hörnern und Hufen)

» Hyaluron (u.a. aus Hahnenkämmen oder Hühnerfüßen)

» Karmin (Farbstoff aus zerdrückten Schildläusen)

WAS KANN ICH NOCH KAUFEN?

Kaufhilfe leisten Herstellerlisten wie sie beispielsweise auf kosmetik.peta.de oder nixwieveg.de zu finden sind, aber auch Smartphone-Apps wie »CosmEthics«. Es empfiehlt sich zusätzlich, auf Naturkosmetik bzw. Bio-Kosmetik zu setzen, denn konventionelle Kosmetik (auch vegane) enthält eine ganze Reihe an billiger Chemie, die man seiner Haut eigentlich nicht zumuten möchte. Logos wie das BDIH-Logo oder das NATRUE-Label helfen, Natur- oder Bio-Kosmetik zu identifizieren. Der Unterschied zwischen Bio- und Naturkosmetik besteht darin, dass in Bio-Kosmetik ausschließlich Inhaltsstoffe in Bio-Qualität verwendet werden. Das NATRUE-Label differenziert zwischen Naturkosmetik, Naturkosmetik mit Bio-Anteil und Bio-Kosmetik.

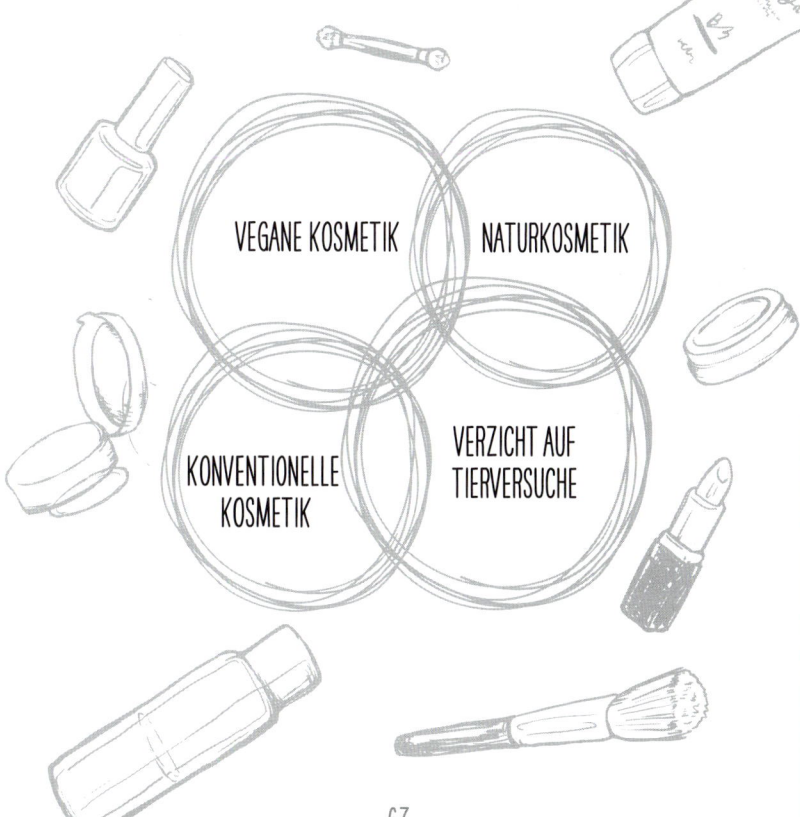

VEGANE KOSMETIK

NATURKOSMETIK

KONVENTIONELLE KOSMETIK

VERZICHT AUF TIERVERSUCHE

KLEIDUNG & ACCESSOIRES – SEHR HÄUFIG NICHT VEGAN!

Kleidung ist sehr häufig nicht vegan. Typische offensichtliche nicht-vegane Stoffe sind Leder, Pelz, Seide und Wolle. Nicht immer aber ist einfach zu erkennen, ob es sich um tierische oder vegane Materialien handelt. Kunstpelz enthält z. B. häufig einen Anteil an echtem Pelz. Ein vermeintlich veganes Shirt (weil zu 100 % aus Baumwolle) kann mit Textilfarben gefärbt worden sein, die Karmin aus Läusen oder Bindemittel aus tierischen Bestandteilen enthalten. Viele Klebstoffe für Schuhe, Handschuhe oder Taschen enthalten tierische Komponenten wie Leim aus Tierknochen. Hier hilft am Ende nur eine Produktanfrage beim Hersteller – oder aber man kauft gleich als vegan deklarierte Kleidung in Geschäften und Onlineshops, die sich genau darauf spezialisiert haben.

Viele dieser Labels achten darüber hinaus auch auf faire Herstellung und Bio-Stoffe, sodass auch diejenigen, die die Kleidung herstellen, und unsere Umwelt weniger leiden müssen. Bleed organic clothing, Armed Angels, Recolution, börd shirt, Denkefair, Lena Schokolade oder Fairstyled sind ein paar Beispiele für rein vegane Labels. Geschäfte wie Dear Goods, Veganista, Avesu (Schuhe), dazu Onlineshops wie Musokoroni.de oder Greenality.de bieten klar gekennzeichnete vegane ökofaire Kleidung und Accessoires wie Geldbeutel, Gürtel oder Handtaschen an. Immer mehr Designer setzen inzwischen auf tierfreie Mode. Labels wie Umasan werden auf den Laufstegen gefeiert, selbst vegane Modemagazine wie »Noveaux« und »Vegan good life« gibt es bereits, und große Markenhersteller denken bei der Herstellung langsam um.

WAS MACHE ICH MIT MEINER NICHT-VEGANEN KLEIDUNG IM SCHRANK?

Was mache ich nun mit all den Sachen im Kleiderschrank, die nicht vegan sind? Die meisten, die auf eine vegane Lebensweise umstellen, tragen die Sachen auf, denn Wegwerfen ist keine nachhaltige Alternative. Manch einer mag aber nicht mehr Wolle oder Leder tragen, dann ist verschenken, verkaufen oder tauschen sinnvoll.

WO SOLLTE ICH GENAUER HINSCHAUEN?

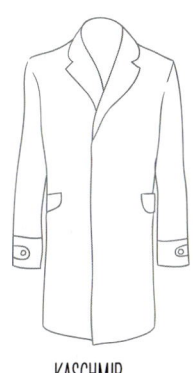

KASCHMIR
ANGORA

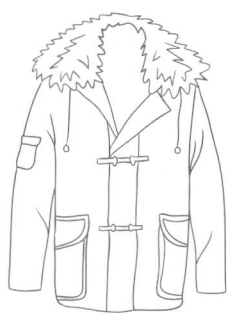

PELZ AM KRAGEN
KNÖPFE AUS PERLMUTT/HORN

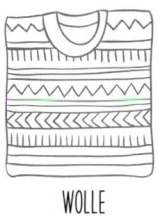

WOLLE

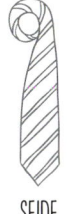

SEIDE

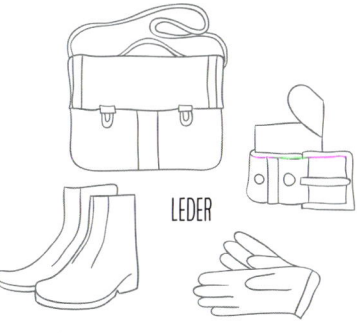

LEDER

AUSZIEHEN

Leder, Wolle, Seide, Pelz,
Kaschmir, Federn,
Angora, Horn, Perlmutt,
nicht-vegane Textilfarben,
nicht-veganer Kleber

ANZIEHEN

Baumwolle, Kunstleder,
Kunstpelz, Hanf, Leinen,
Viskose, Tencel, Acryl,
Polyester, Sojaseide,
Bambus, Vinyl

69

WORAUF KANN ICH SONST NOCH ACHTEN?

Lebensmittel, Kleidung, Kosmetik und Pflegeprodukte – das sind schon so einige Bereiche, in denen man als Neu-Veganer genauer hinschauen möchte oder könnte. Doch die Liste ist noch um so einiges länger: In sehr vielen Produkten jeglicher Art sind tierische Bestandteile enthalten, Produkte werden an Tieren getestet oder Tiere leiden in irgendeiner anderen Form. Schauen wir uns mal einige Bereiche etwas näher an.

HAUSTIERE

Dürfen Veganer Haustiere halten? Schließlich, so der Einwand, würde man die Tiere ja dann gefangen halten. Wenn die Alternative Tierheim lautet, so dürfte klar sein, was sinnvoller ist. Ob man sein Tier vegan ernährt oder nicht, wird ebenso heiß diskutiert. Bei Hunden z. B. scheint es problemloser möglich als bei Katzen, da Hunde ähnlich wie Menschen Allesesser (Omnivore) sind, das Verdauungssystem von Katzen aber ist in erster Linie auf Fleisch, nicht auf Pflanzen, ausgelegt (Carnivore). Es gibt eine Menge Meinungen und Argumente in alle Richtungen nachzulesen, man sollte sich also in jedem Fall gut informieren, ob man sein Haustier problemlos vegan ernähren kann. Veganes Tierfutter findet man inzwischen im veganen Handel, bis hin zu veganen Kauknochen.

HAUSHALTSREINIGER

Ähnlich wie bei Kosmetik oder Pflegeprodukten enthalten sehr viele Reinigungsmittel tierische Inhaltsstoffe, und auch hier ist es schwer zu erkennen, ob man ein veganes Produkt kauft, das nicht an Tieren getestet wurde. Hersteller wie Almawin, Klar, Sodasan oder Sonnet bieten genau solche Produkte an, die man bedenkenlos kaufen kann. Viele Haushaltsreiniger kann man im Übrigen ziemlich einfach auch selbst herstellen. Internetseiten wie kosmetik-vegan.de oder smarticular.net bieten jede Menge Inspirationen und Anleitungen für alle Freunde von »Do it yourself«.

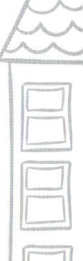

MÖBEL

Ledercouch, Schaf- oder Kuhfell auf dem Boden, Daunenbettwäsche, Stühle mit Lederbezug, Wolldecke oder gar ein Hirschgeweih an der Wand? Eine Menge Möbel und Accessoires in den eigenen vier Wänden werden vermutlich nicht vegan sein. Hier kann man ähnlich wie bei Kleidung vorgehen: Wegwerfen ist sicher keine gute Alternative. Besser weiterbenutzen, verschenken oder verkaufen.

MEDIKAMENTE

Ein sehr schwieriges Thema, denn viele Arzneimittel enthalten tierische Inhaltsstoffe, die meisten dürften an Tieren getestet worden sein. Häufig bekommt man Medikamente in Kapselform verschrieben, und diese sind in der Regel aus Gelatine, um nur mal ein Beispiel zu nennen. Bedenkenlose vegane Alternativen sind schwer zu finden, am besten hilft eine konkrete Internetrecherche.

MUSIK & ELEKTRONIK

Auch hier gibt es leider schlechte Nachrichten zu verkünden. Geigensaiten werden teilweise aus Därmen hergestellt, einige Instrumente mit Leim aus Tierknochen zusammengeklebt, die LCD-Bildschirme von Fernsehern oder Laptops enthalten Flüssigkristalle, die auf tierischem Cholesterin basieren, und Negative wie auch Fotopapier enthalten meist Gelatine.

RENOVIEREN

Farben, Lacke, Pinsel, Kleber, Pflegeöle, Verdünnungsmittel, Besen, Bürsten – alles Hilfsmittel und Produkte, die tierische Inhaltsstoffe enthalten können. Das gilt natürlich auch für Farben, Pinsel etc. für den Künstlerbedarf.

IM AUTO

Lenkrad und Sitze mit Lederbezug oder Autoreifen, die Stearinsäure enthalten – viele Teile im Auto sind leider nicht vegan.

VEGAN ESSEN GEHEN – VEGANE RESTAURANTS FINDEN

Alleine in Berlin soll es 2015 bereits über 40 rein vegane Restaurants gegeben haben. In keiner deutschen Großstadt dürfte es aktuell noch ein Problem darstellen, rein vegan essen zu gehen. Selbst in der Provinz eröffnen Lokalitäten mit rein pflanzlichem Essensangebot. Vegane Restaurants, Cafés, Bistros oder Eisdielen haben den Vorteil, dass man hier nicht die Inhaltsstoffe hinterfragen muss – es sei denn, man leidet unter einer Lebensmittelallergie. Die Bandbreite veganer Gastronomie reicht von Fast Food bis zu gehobener Gourmetküche, jeder kommt vermutlich irgendwo auf seine Kosten. Und natürlich ist es immer spannend zu sehen, was vegane Profiköche in ihrer Küche kreieren. Dominierten vor wenigen Jahren noch vor allem Fast-Food-Konzepte die vegane Gastroszene, so kann man aktuell einen klaren Trend hin zu gesundheitsorientierten Konzepten beobachten. In einigen neueren Restaurants werden zu 100 % Bio-Zutaten verwendet, es wird auf Zucker und Weißmehl verzichtet, es werden ganz bewusst glutenfreie und rohköstliche Speisen angeboten. Aktuelle Ernährungstrends wie »Clean Eating« werden damit auch in der Gastroszene umgesetzt.

Vegane Restaurants bieten natürlich auch die Möglichkeit, Freunde und Verwandte von der veganen Küche zu überzeugen. Das gelingt über Gaumenfreuden in der Regel besser als durch Vorträge oder Dokumentationen zum Thema Veganismus. Doch viele Menschen haben Vorurteile, möchten kein rein veganes Restaurant besuchen. Dann ergibt es möglicherweise eher Sinn, ein solches Restaurant zu besuchen, das auch vegetarische Gerichte oder gar solche mit Fleisch und Fisch auf der Speisekarte anpreist, sodass jeder etwas findet. Viele »konventionelle« Restaurants, also solche, die auch tierische Produkte verwenden, erkennen den Vegan-Trend und erweitern ihre Speisekarte mit klar gekennzeichneten veganen Optionen, sodass man auch hier als Veganer fündig wird. Daher keine Angst, falls es kein rein veganes Restaurant in der Nähe gibt. Internetseiten und Smartphone-Apps helfen bei der Suche.

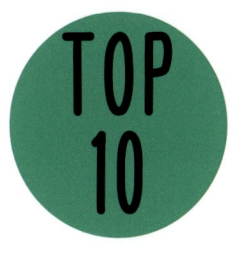

WIE FINDE ICH
VEGANE RESTAURANTS?

» WWW.HAPPYCOW.NET (WEB & APP)

» WWW.VEGANGUIDE.ORG (WEB)

» WWW.VEBU.DE/RESTAURANTS (WEB & APP)

» WWW.VEGANBLOG.DE/RESTAURANTS (WEB)

» WWW.DEUTSCHLANDISTVEGAN.DE (WEB)

» WWW.VANILLA-BEAN.DE (APP)

» WWW.VEGGIEFINDER.DE (WEB)

» WWW.VEGMAN.ORG (APP)

» WWW.VEGWEISER.DE (WEB)

VEGAN ESSEN IN NICHT-VEGANEN RESTAURANTS

Nicht immer kann man selbst bestimmen, wo man mit Freunden oder Kollegen essen geht. Es hilft zu wissen, dass man in fast allen Restaurants etwas zu essen findet, auch wenn die Speisekarte keine als vegan gekennzeichneten Optionen bietet. Viele Gerichte sollten üblicherweise immer vegan sein, da sie traditionell keine tierischen Zutaten enthalten.

ASIATISCHE RESTAURANTS

In der Regel die beste Anlaufstelle für Veganer, denn in der asiatischen Küche wird traditionellerweise oft vegan gekocht, und Tofu oder Kokosmilch sind gebräuchliche Zutaten. Besonders in vietnamesischen und thailändischen Restaurants wird man problemlos fündig. Milchprodukte werden hier einfach weniger häufig benutzt, weil die meisten Asiaten eine Laktoseintoleranz haben. Die indische Küche benutzt aber häufiger Milchprodukte. Sushi und Onigiri bekommt man auch in veganen Varianten in japanischen Restaurants. Viele Gerichte können leicht »veganisiert« werden.

ITALIENISCHE RESTAURANTS

Die italienische Küche bietet ein paar traditionell vegane Gerichte wie Bruschetta, Pasta arrabiata, Pasta aglio e olio oder Pizza marinara (immer ohne Käse). Der Pizzateig sollte auch vegan sein, zur Sicherheit nachfragen. Grundsätzlich vorher Bescheid geben, dass auch Parmesankäse nicht gewünscht ist. Eine Gemüsepizza ohne Käse kann auch gut schmecken!

ARABISCHE RESTAURANTS

Hier findet man auch eine ganze Reihe veganer Gerichte wie Falafel, Baba Ganoush oder Hummus. Natürlich sollte man auch hier zur Sicherheit nachfragen, ob beispielsweise die Saucen vegan sind.

Grundsätzlich gilt: Freundlich nachfragen kostet nichts, und die meisten Restaurants können zum Glück inzwischen mit dem Begriff »vegan« auch wirklich etwas anfangen.

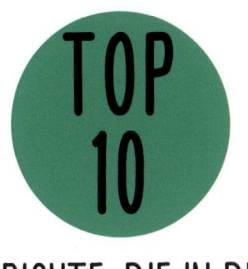

TOP 10

GERICHTE, DIE IN DER REGEL VEGAN SIND

» PIZZA MARINARA

» PASTA AGLIO E OLIO

» DAL (INDISCHES LINSENGERICHT)

» ZITRONENGRAS-TOFU (VIETNAMESISCH)

» KUSHARI (ÄGYPTISCH)

» VEGANES SUSHI (Z. B. MIT GURKE ODER AVOCADO)

» SOMMERROLLEN

» SAMOSAS

» FALAFEL (BEI SAUCEN NACHFRAGEN)

» KARTOFFEL-ERBSEN-CURRY (INDISCH)

Diese und viele weitere Gerichte aus aller Welt werden traditionellerweise ohne tierische Zutaten gekocht. Trotzdem sollte man zur Sicherheit lieber noch mal bei der Bestellung nachfragen.

WO KANN ICH UNTERWEGS EINE VEGANE KLEINIGKEIT ESSEN?

Nicht immer ist Zeit für einen Restaurantbesuch, manchmal muss es schnell gehen, wenn der Hunger sich meldet. Zumeist sucht man dann die nächste Bäckerei, einen Imbiss oder einen Supermarkt auf. Ernährt man sich vegan, wird es allerdings deutlich schwieriger, fündig zu werden.

IMBISSE

Pommes mit Ketchup sollten eigentlich immer vegan sein, aber ansonsten bietet die klassische Pommesbude nichts Veganes (gelegentlich eine vegane Currywurst). Falafel bekommt man üblicherweise »in vegan«, in Dönerimbissen gibt es häufig Couscoussalate, oder man nimmt einfach eine Dönertasche mit Gemüse. Immer mehr Imbisse, die veganes Cig Köfte anbieten, eröffnen. Wer es gesünder mag, sollte nach einer Saftbar Ausschau halten und sich einen grünen Smoothie kaufen, denn der sättigt auch eine Weile.

BÄCKEREIEN

Vermutlich die beliebteste Anlaufstelle für den schnellen Snack auf die Hand. Als Veganer hat man es allerdings hier schwer, denn im Backwerk steckt mehr Tierisches, als man vermutlich vermutet: Honig, Sahne, Butter, Eier, Milch, Joghurt, Pudding, Käse, Gelatine, tierische Zusatzstoffe wie Cystein (z. B. aus Schweineborsten), und die Backbleche wurden eventuell mit Schweineschmalz eingefettet. Das Angebot für Veganer schrumpft hier dramatisch zusammen. Hier hilft nur: nachfragen! Die größte Chance auf veganes Backwerk hat man wohl in Bio-Bäckereien.

SUPERMÄRKTE & BIO-LÄDEN

Supermärkte bieten natürlich Obst und Smoothies, selten auch (vegane) Fertigsalate, immer aber den Klassiker Studentenfutter. In der Kategorie »ungesund« findet man allerdings viel Veganes, von Chips bis Schokolade. Bio-Läden bieten mit veganen Würstchen, Hummus oder Sojapuddings meist eine deutlich größere Auswahl als der nächste Discounter, ein kleiner Umweg lohnt sich.

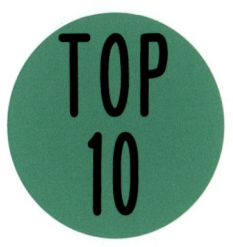

TOP 10

SUPERSCHNELLE SNACKS FÜR UNTERWEGS

» NÜSSE UND STUDENTENFUTTER

» MÜSLI- ODER SCHOKORIEGEL

» (GRÜNER) SMOOTHIE

» OBST

» TROCKENFRÜCHTE

» ENERGIEKUGELN

» VEGANES SANDWICH

» VEGANE MINI-SALAMIS

» VEGANE MUFFINS ODER BANANENBROT

» SOJAJOGHURT MIT FRUCHTGESCHMACK

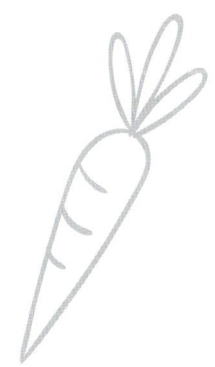

Kleiner Tipp: Am besten sollte man immer Besteck in der Tasche haben, das erleichtert den schnellen Snack ungemein. Es gibt sogar spezielles Unterwegs-Besteck aus BPA-freiem Plastik.

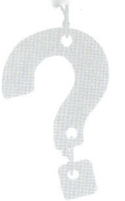

VEGAN IM JOB – GEHT DAS WIRKLICH PROBLEMLOS?

Vielen Menschen, die auf eine vegane Ernährung umsteigen, fällt es schwer, sich auch im Arbeitsalltag gesund zu ernähren. Wer nicht das Glück einer Betriebskantine mit gutem veganem Essensangebot und keine Lokalität mit gesundem veganem Essen in der Nähe hat, sollte sich am besten zu Hause (vielleicht besser am Vorabend) etwas Gesundes vorkochen oder vorbereiten und in einer Lunchbox mitnehmen. So verhindert man, den knurrenden Magen mittags mit fettigen oder zuckerhaltigen Snacks vom Imbiss oder der Bäckerei um die Ecke zu beruhigen. Statt Mittagstief gibt es dann neue Energie für die zweite Tageshälfte!

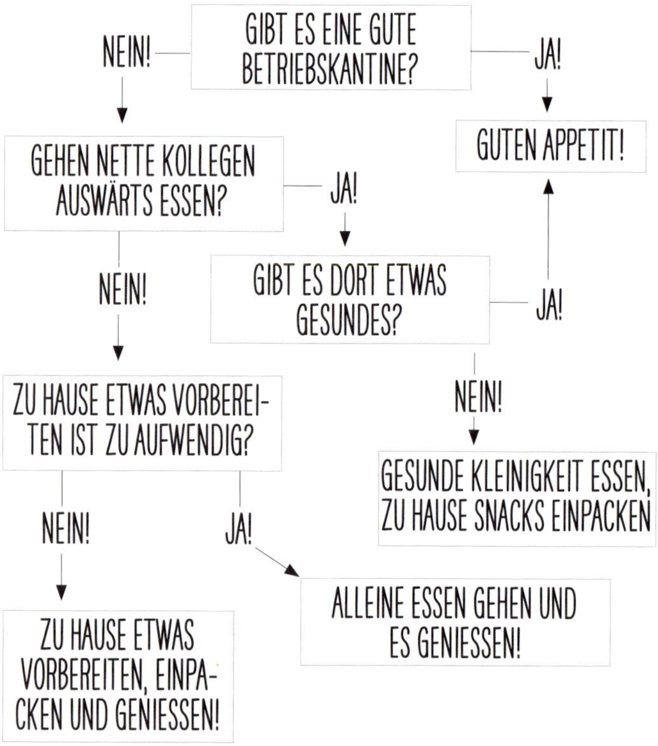

NEIN! — **GIBT ES EINE GUTE BETRIEBSKANTINE?** — JA!

GEHEN NETTE KOLLEGEN AUSWÄRTS ESSEN? — JA!

GUTEN APPETIT!

GIBT ES DORT ETWAS GESUNDES? — JA!

NEIN!

NEIN!

ZU HAUSE ETWAS VORBEREITEN IST ZU AUFWENDIG?

GESUNDE KLEINIGKEIT ESSEN, ZU HAUSE SNACKS EINPACKEN

NEIN! JA!

ZU HAUSE ETWAS VORBEREITEN, EINPACKEN UND GENIESSEN!

ALLEINE ESSEN GEHEN UND ES GENIESSEN!

TOP 10

BEKANNTES KNABBERZEUG, DAS »AUS VERSEHEN« VEGAN IST

» ORIGINAL NEAPOLITANERSCHNITTEN VON MANNER

» MON CHERI

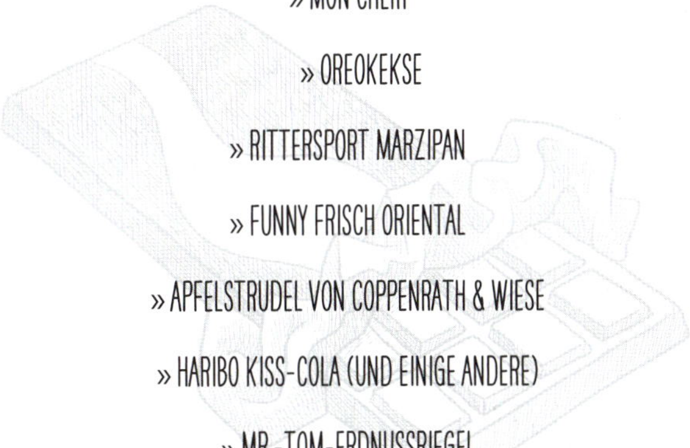

» OREOKEKSE

» RITTERSPORT MARZIPAN

» FUNNY FRISCH ORIENTAL

» APFELSTRUDEL VON COPPENRATH & WIESE

» HARIBO KISS-COLA (UND EINIGE ANDERE)

» MR.-TOM-ERDNUSSRIEGEL

» CORNY-MÜSLIRIEGEL »HASELNUSS FREE«

» LANGNESE-CAPRI-EIS

Wenn man unterwegs doch mal ein wenig »Nervennahrung« benötigt, dann gibt es jede Menge bekannte Produkte im Supermarkt, die quasi »aus Versehen« vegan, aber nicht so ganz gesund sind. Hinweis: Rezepturen können natürlich jederzeit geändert werden!

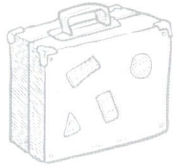

WENN EIN VEGANER EINE REISE MACHT ...

... dann muss er sich vorbereiten! Zumindest macht ein wenig Vorbereitung das vegane Leben unterwegs bisweilen wirklich einfacher.

BERUFLICH UNTERWEGS SEIN

Unterwegs ist das vegane Leben nicht immer so einfach, vor allem wenn der Hunger sich meldet. Pommes mit Ketchup oder Süßigkeiten locken dann, alles, was eben schnell geht und trotzdem vegan ist. Möchte man sich aber auch gesund vegan ernähren, wenn man länger unterwegs ist, ist ein wenig Vorbereitung hilfreich. Ist man in einer fremden Stadt unterwegs, sollte man vorher Webseiten und Smartphone-Apps für vegane Restaurants checken (s. Seite 73) – es ist ja auch interessant, neue vegane Locations zu entdecken. Ansonsten sollte man besser ein paar gesunde Snacks wie Obst und Studentenfutter einpacken (s. Seite 77) bzw. unterwegs kaufen oder sich gleich zu Hause die Lunchbox füllen. Viele Gerichte kann man wunderbar auch kalt essen, z. B. einen Nudelsalat und Hummus, aber auch Süßeres wie selbst gemachte Müsliriegel oder Energiebällchen. Wer auf der Suche nach Rezepten für unterwegs und im Büro ist, dem empfehle ich Bücher zum Thema (s. Seite 127). Bei Auslandsreisen helfen internationale Apps und Webseiten wie »Happy Cow«, und man sollte vorher recherchieren, welche landestypischen Gerichte üblicherweise vegan sind.

Bei längeren beruflichen Aufenthalten wie Schulungen oder Seminaren lohnt sich ein rechtzeitiger Anruf am Tagungsort und im Hotel, um abzuklären, ob die Möglichkeit einer veganen Verpflegung besteht. Schließlich wird ja auf Menschen mit Nahrungsunverträglichkeiten auch Rücksicht genommen. Wer auf Nummer sicher gehen möchte, packt am besten eine Pflanzenmilch und Sojajoghurt sowie ein paar gesunde Snacks für den Notfall ein. Bei Geschäftsessen ebenfalls vorher ganz offen sagen, dass man vegan isst bzw. im Restaurant anrufen und nach veganen Optionen fragen. Das erspart unangenehme Situationen.

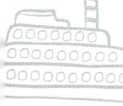

AB IN DEN URLAUB!

Im Urlaub möchte man sich nicht stressen, und das gilt auch für die Verpflegung. Natürlich kann man einfach permanent auswärts essen gehen (falls man denn ein ausreichendes Angebot findet), aber wer sichergehen möchte, findet mit ein wenig Recherche weltweit Hotels, die ein veganes Essensangebot haben, viele sogar ein rein veganes. Internetseiten wie

» www.vegan-welcome.com

» www.veggie-hotels.de

» www.veganhotels.com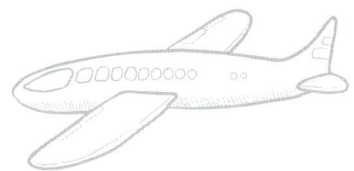

» www.vegotel.com

» www.vertraeglich-reisen.de

» www.biohotels.info

listen genau solche Hotels, Pensionen und auch Seminarhäuser auf, in denen man bestens auf Veganer eingestellt ist. Gerade auch, wenn man Allergiker oder Rohköstler ist oder auf eine vollwertige Ernährung besonderen Wert legt, kann man hier nach entsprechenden Kriterien filtern. Sogar bekannte Reiseanbieter wie TUI bieten die Suche nach veganen Hotels an (www.tui.com/spezielle-kueche/vegane-kueche), Hotelgruppen wie Arcotel stellen sich auf diese wachsende Zielgruppe ein. Sogar komplett vegane Pauschalreisen werden inzwischen angeboten, z. B. auf www.veganes-reisen.de oder bei hibiskus-reisen.de. Und auch rein vegane Flusskreuzfahrten kann man buchen (www.vegane-flusskreuzfahrten.de). Ganz klar: Die Reisebranche hat vegan lebende Menschen als Zielgruppe erkannt und schafft entsprechende Angebote.

Steht ein längerer Flug an, so sollte man prüfen, ob die jeweilige Fluggesellschaft auch vegane Optionen anbietet, und, falls ja, diese Mahlzeit anmelden. Der internationale Code dafür ist »VGML«, was für »Vegetarian Non-Dairy/Egg (Vegan) Meal Requested« steht. Auch die Deutsche Bahn hat seit einiger Zeit das eine oder andere vegane Gericht im Boardbistro im Angebot, das kann sich aber natürlich jederzeit wieder ändern.

ICH BIN EIN BERLINER!
ÄHM, NEIN, EIN VEGANER!

Auf Auslandsreisen kann es etwas komplizierter werden, wenn man die jeweilige Landessprache nicht beherrscht. Es hilft, sich vorher die wichtigsten Vegan-Phrasen aufzuschreiben oder auszudrucken. Der Satz »Ich esse vegan« hilft vielleicht nicht immer, denn tatsächlich ist zwar das Wort zumeist bekannt, das Konzept dahinter aber nicht immer unbedingt. Häufig schon fand ich im Ausland Gerichte auf der Karte als »vegan« deklariert, um festzustellen, dass Ei oder gar Thunfisch enthalten waren. Daher lohnen ein paar Zusatzinformationen dem Kellner gegenüber, vor allem, was man nicht isst: kein Fleisch, kein Fisch, keine Milch, keine Eier, kein Honig und andere tierische Produkte. In Indien beispielsweise wird viel mit Ghee (Butterschmalz) gekocht, also sollte man möglichst auch ankündigen, dass man dieses nicht im Essen möchte. Ebenfalls sinnvoll ist es zu sagen, dass man in Saucen oder Suppen nur Gemüse-, keine Fleisch- oder Fischbrühe mag.

Die perfekte Hilfe bietet der Vegan Passport, den die Vegan Society England verkauft. In über 70 verschiedenen Sprachen erklärt der Passport unter der Überschrift »Ich bin Veganer/Veganerin« detailliert, was genau das bedeutet und was in einer veganen Mahlzeit drin sein darf – und was nicht. Der Vegan Passport ist beispielsweise im PETA Store erhältlich (www.petastore.de).

»ICH BIN EIN VEGANER!« ÜBERSETZT:

I AM A VEGAN! (ENGLISCH)
EK IS `N VEGANIET! (AFRIKAANS)
SOC VEGA! (KATALANISCH)
JA SAM VEGAN! (KROATISCH)
JEG ER VEGANER! (DÄNISCH)
IK BEN VEGANIST! (NIEDERLÄNDISCH)
OLEN VEGAANI! (FINNISCH)
JE SUIS VÉGAN! (FRANZÖSISCH)
IS VEGAN MÉ! (IRISCH)

IO SONO VEGANO! (ITALIENISCH)
JIENA VEGAN! (MALTESISCH)
EU SOU VEGAN! (PORTUGIESISCH)
SOM VEGÁN (SLOWAKISCH)
JAZ SEM VEGAN (SLOWENISCH)
SOY VEGANO (SPANISCH)
JAR ÄR VEGAN (SCHWEDISCH)
BEN BIR VEGANIM (TÜRKISCH)
MI ESTAS VEGANO (ESPERANTO)

TOP 10

DIE VEGANFREUNDLICHSTEN STÄDTE IN DEUTSCHLAND

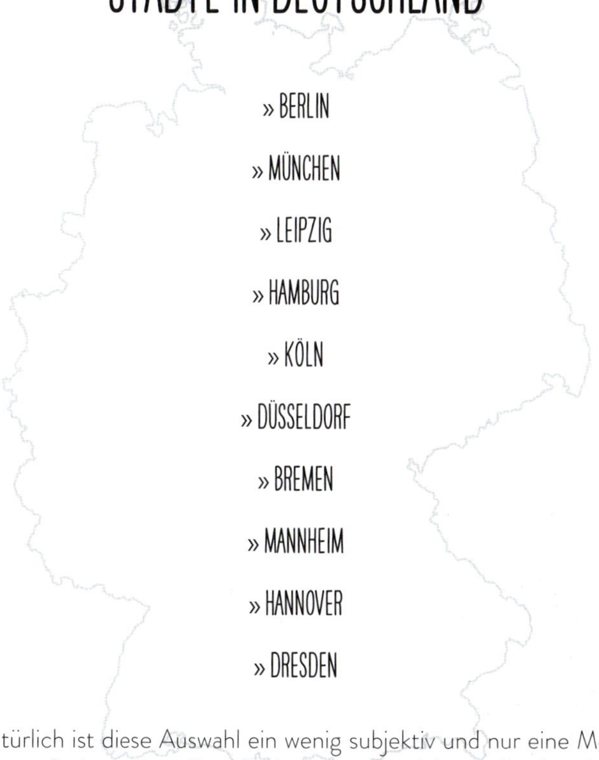

» BERLIN

» MÜNCHEN

» LEIPZIG

» HAMBURG

» KÖLN

» DÜSSELDORF

» BREMEN

» MANNHEIM

» HANNOVER

» DRESDEN

Natürlich ist diese Auswahl ein wenig subjektiv und nur eine Momentaufnahme. Dass Großstädte in der Regel das größte Angebot haben, liegt natürlich vor allem an der hohen Einwohnerzahl. Berlin wird häufig sogar als die Veganhauptstadt weltweit bezeichnet.[14]

DIE VEGANE COMMUNITY -
AUSTAUSCH MIT GLEICHGESINNTEN

Als Neu-Veganer benötigt man eine Menge Infos und Tipps, und die meisten möchten sich zudem auch gerne mit anderen austauschen, die sich ebenso für diese Lebensweise entschieden haben. Vielleicht fühlt der eine oder andere sich auch von der Familie oder den Freunden unverstanden, ärgert sich über Vorurteile und Sprüche und sucht bei Gleichgesinnten nach Bestätigung. Tatsächlich ist in den letzten Jahren eine äußerst lebendige vegane Szene entstanden, denn der Veganismus ist mehr als eine Ernährungsweise, er bedeutet für viele eine Lebenseinstellung. Internetforen, Blogs oder Facebook-Gruppen bieten jede Menge digitale Anlaufstellen, so wie es vegane Stammtische und Aktivistengruppen in der »realen Welt« gibt. Der Vegetarierbund Deutschland beispielsweise hat in vielen Städten lokale Gruppen, die Tierrechtsorganisation PETA ein Street Team, dem man sich anschließen kann. Hinzu kommen zahlreiche Veranstaltungen wie Demonstrationen gegen die Massentierhaltung oder vegane Sommerfeste und Weihnachtsmärkte, wo man andere Veganer kennenlernen kann. Vielen hilft der Austausch nicht nur beim Einstieg, sondern er kann neue Kontakte oder gar Freundschaften mit sich bringen.

Es gibt ehrlicherweise auch ein paar negative Begleiterscheinungen dieser Bewegung, Szene, Community oder wie auch immer man das Ganze bezeichnen möchte. Man wird zunächst mal in seinem Umfeld nicht nur auf Begeisterung ob der veränderten Ernährungs- oder Lebensweise stoßen, sondern häufig auch auf Ablehnung. Es kann sogar passieren, dass sich der eine oder andere abwendet. Viele Menschen glauben sogar, Veganer hielten sich für »Bessermenschen«, die eine Art Ersatzreligion gefunden haben und auf einer Mission sind. In den sozialen Medien finden teilweise erbitterte Diskussionen zwischen Veganern und Fleischessern statt – erstaunlicherweise aber auch zwischen Veganern. Es geht dann oft darum, wer »veganer« ist, wer mehr »richtig macht«. Es empfiehlt sich offen und tolerant in alle Richtungen zu bleiben und seine alten Freunde und Interessen nicht gleich zu vergessen.

DIE GROSSE LIEBE FINDEN?

Gar nicht mal so einfach, wenn man selbst vegan lebt, der Partner oder die Partnerin aber weiterhin genüsslich Wurst und Käse isst. Da bleibt nur zu hoffen, dass das Gegenüber offen für die eigene Ernährungsumstellung ist, sich vielleicht sogar darauf einlässt oder man zumindest einen Kompromiss findet (z. B. zu Hause keine tierischen Produkte, auswärts hingegen schon). Wer Single und auf Partnersuche ist, kann natürlich auch gleich mal schauen, ob es in der veganen Welt nicht noch den oder die Richtige(n) gibt. Glücklicherweise gibt es schon eine Menge Angebote, z. B. veganes Speed Dating, oder für die, die erst mal digital schauen möchten, Facebook-Gruppen mit Namen wie »Vegane Singles« (für Großstädte gibt es sogar spezielle Gruppen), dazu kostenlose Foren wie www.veggiecommunity.de oder auch kostenpflichtige Datingseiten wie www.gleichklang.de, wo man gezielt nach vegan lebenden Singles suchen kann. Wer einfach nur auf WG-Suche ist, kann übrigens auf dem großen Portal www.wg-gesucht.de einen »Vegetarisch/Vegan-Filter« setzen.

AKTIV EINSETZEN FÜR DEN VEGANISMUS!

Wer sich aktiv für die Verbreitung der veganen Lebensweise oder gegen Massentierhaltung einsetzen möchte, hat viele Möglichkeiten. Am naheliegendsten ist die Teilnahme an Demonstrationen oder das Verteilen von Flyern. Lokale Gruppen oder Street Teams von Tierschutzorganisationen sind hier gute Ansprechpartner. Doch nicht jeder geht gerne auf die Straße, um aktiv zu werden. Warum nicht einen Blog starten, auf dem man seine Ansichten oder veganen Rezepte teilt? Oder eine Facebook-Gruppe? Naheliegend ist es natürlich auch, Tierschutzorganisationen mit Spenden bzw. einer Mitgliedschaft zu unterstützen. Falls es in der eigenen Stadt noch keinen veganen Stammtisch gibt – warum nicht selbst einen solchen gründen? Und am Ende des Tages ist man auch Vorbild für seine Mitmenschen, egal ob Familie, Freunde oder Kollegen. Besonders dann, wenn man freundlich und offen bleibt und die positiven Aspekte der eigenen Lebenseinstellung nicht mal mehr benennen muss.

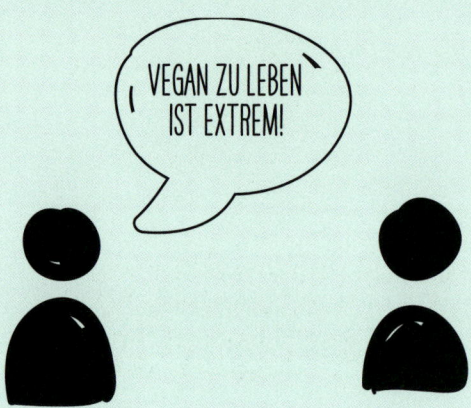

Nicht gerade wenige Menschen halten eine vegane Ernährungs- oder Lebensweise für unnormal oder extrem. »Musst du es denn gleich übertreiben, reicht es nicht, sich vegetarisch zu ernähren?« Solchen und ähnlichen Fragen wird man immer wieder begegnen und sich vielleicht auch ein wenig ärgern. Aber wer bestimmt eigentlich, was normal ist? Ist es etwa normal, Tiere unter schlimmsten Bedingungen zu halten oder die Muttermilch einer anderen Spezies zu trinken? War es nicht auch mal normal, Sklaven zu halten oder Frauen das Wahlrecht zu untersagen? Nur weil irgendetwas irgenwann mal »normal« war, heißt das nicht, dass das auch heute noch seine Berechtigung hat. Zum Glück lernen wir Menschen gelegentlich auch aus unseren Fehlern.

WIE REAGIERE ICH AUF DIESES VORURTEIL?

Auf jeden Fall immer freundlich! Natürlich braucht man sich nicht für seine Lebensweise angreifen lassen, schließlich nimmt man als Veganer ja niemandem etwas weg. Man verursacht durch seinen Konsum weniger Schaden an Tieren und seiner Umwelt, das ist ja nun nichts Schlechtes. Trotzdem sollte man Geduld und Nachsicht mit seinem Gegenüber zeigen, statt gleich zum Gegenangriff überzugehen, denn hinter solchen Vorurteilen steckt häufig einfach Unwissen. Am Ende hat wohl jeder seine ganz individuelle Definition von »normal«, und gegenseitige Toleranz hilft allen.

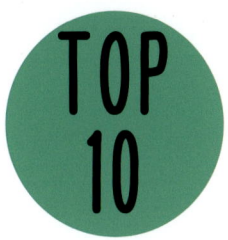

TOP 10

WITZE UND SPRÜCHE ÜBER VEGETARIER UND VEGANER

VEGETARIER VERMEHREN SICH NICHT, SIE PFLANZEN SICH FORT.

SCHATZ, KOMMST DU? DAS ESSEN WIRD WELK.

»VEGETARIER« IST EIN ALTES INDIANISCHES WORT. ES HEISST: »SCHLECHTER JÄGER«.

WARUM ESSEN VEGANER KEINE HÜHNER? WEIL EIER DRIN SIND.

VEGANER ESSEN MEINEM ESSEN DAS ESSEN WEG.

WORAN ERKENNE ICH EINEN VEGANER? KEINE ANGST, ER WIRD ES DIR SCHON SAGEN!

WIE SCHMECKT TOFU AM BESTEN VOM GRILL? INDEM MAN IHN 3 MINUTEN VOR GARENDE DURCH EIN FILETSTEAK AUSTAUSCHT.

BEI VEGANERN HEISST DER BEISCHLAF BESTÄUBUNG.

WIE VIELE VEGANER SIND NÖTIG, UM EINE GLÜHBIRNE ZU WECHSELN? ZWEI: EINER, DER SIE AUSTAUSCHT, UND EINER, DER SIE AUF TIERLICHE INHALTSSTOFFE ÜBERPRÜFT.

FRAGT EIN VEGANER DEN ANDEREN: »DU, WIE MACHST DU DENN DEINE BURGER?« DER ANDERE: »EGAL, HAUPTSACHE SIE SCHMECKEN NICHT.«

Vegan ist, wenn man trotzdem lacht? Humor ist natürlich auch Geschmackssache, man darf, muss aber nicht lachen. Wer solche Sprüche mit Humor nimmt, muss sich wenigstens nicht ärgern!

GUTER GAST ODER GUTER GASTGEBER SEIN

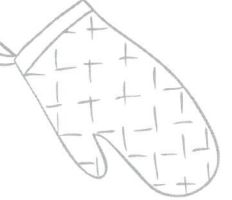

Kaum ein Veganer bewegt sich ausschließlich im Kreise anderer Veganer, und so kommt garantiert im Alltag die eine oder andere Situation, in der gegenseitige Toleranz gefordert ist; besonders wenn es darum geht, gemeinsam etwas zu essen. Es wäre doch schade, wenn man nach seiner Ernährungsumstellung nicht mehr am sozialen Leben teilnehmen kann, oder?

ALS VEGANER ZU GAST BEI NICHT-VEGANERN

Man lädt als Nicht-Veganer Veganer zum Essen ein: Stress pur für den Gastgeber oder große Gelassenheit? Wird ausschließlich vegan gekocht oder bekommen die Pflanzenesser eine (vegane) Extrawurst, weil die geladene Gruppe ansonsten nur aus Fleischessern besteht – und diese nicht auf tierische Produkte verzichten möchten? Aufmerksame Gastgeber werden sich entweder selbst Gedanken machen, wie sie die veganen Sonderwünsche berücksichtigen können, oder direkt nachfragen. Entweder macht man dann konkrete Vorschläge (und liefert gleich Rezepte mit) oder man bietet an, selbst etwas mitzubringen. Dritte Möglichkeit: Man hilft bei der Vorbereitung. Ein rein veganes Menü kann ja auch für alle anderen eine positive Erfahrung sein. Pauschal kann man also hier keinen Ratschlag geben, doch den Gastgebern ein wenig auf die Sprünge helfen empfiehlt sich in jedem Fall.

VEGANER LADEN NICHT-VEGANER EIN

Andersrum steht man als veganer Gastgeber vor der Entscheidung: Koche ich rein vegan für alle oder mache ich Ausnahmen? Vermutlich werden sich die meisten Veganer für ein rein veganes Essen entscheiden, egal ob zum Abendessen, zum Brunch oder Grillen. Darin liegt auch eine große Chance: Wenn sich die geladenen nicht-veganen Gäste begeistert vom Essen zeigen, wird man ganz sicher Vorurteile abbauen und im besten Falle sogar das Interesse an einer veganen Ernährung bei den Gästen wecken.

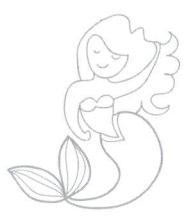
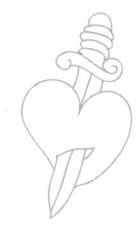

TOP 10

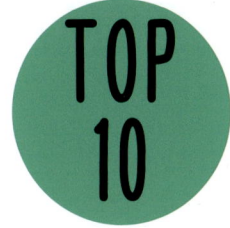

PRODUKTE IM TATTOOSTUDIO, DIE MEIST NICHT VEGAN SIND

» RASIERER

» KLEBEBAND

» MATRITZENPAPIER

» DESINFEKTIONSMITTEL

» STIFTE ZUM ZEICHNEN

» SEIFE

» VASELINE

» FARBEN

» PUTZMITTEL

» STENCIL-FLÜSSIGKEIT (ZUM AUFBRINGEN DER MATRITZE)

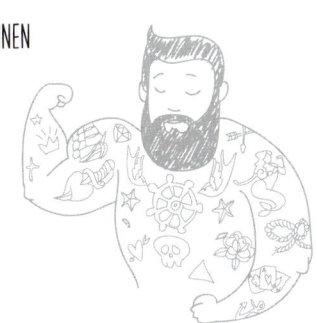

Ein Tattoostudio ist ein gutes Beispiel für tierische Inhaltsstoffe, wo man sie wohl eher nicht vermutet. Der Besitzer des Berliner Studios »Herr Fuchs und Frau Bär« hat Monate und viele Herstelleranfragen gebraucht, bis endlich alles in seinem Studio vegan war.

VEGAN IN DER SCHWANGERSCHAFT UND MIT KINDERN

Wer als vegan lebender Mensch Kinder erwartet oder hat, wird mit diesen und ähnlichen Fragen konfrontiert: Darf ich mich während der Schwangerschaft vegan ernähren? Ist es unbedenklich, meine Kinder vegan zu ernähren? Eine pauschal gültige Antwort gibt es nicht, doch allem zugrunde liegt letztlich die Herausforderung, sein Kind oder seine Kinder mit allen benötigten Nährstoffen zu versorgen – während und nach der Schwangerschaft. Ob das mit einer veganen, vegetarischen oder omnivoren Ernährung bewerkstelligt wird, ist im Grunde genommen dann zweitrangig. Die Amerikanische Vereinigung für Ernährung urteilt: »Gut geplante vegane und andere Formen der vegetarischen Ernährung sind für alle Phasen des Lebenszyklus geeignet, einschließlich Schwangerschaft, Stillzeit, frühe und spätere Kindheit und Adoleszenz.«[15] Jedenfalls beweist die wachsende Zahl an vegan aufwachsenden gesunden Kindern, dass eine gut geplante vegane Ernährung ihnen keineswegs schadet. Während der Schwangerschaft sollten bestimmte Nährstoffe in höherem Maße zugeführt werden, z. B. die B-Vitamine und Vitamin C. Wer Nachwuchs plant, sollte sich daher in jedem Falle intensiv mit dem Thema auseinandersetzen.

MÖGEN KINDER VEGANES ESSEN?

Kinder kann man ziemlich leicht für eine vegane Ernährungsweise gewinnen, indem man ihnen von Anfang an gesundes veganes Essen gibt, denn Essen ist vor allem doch Gewohnheitssache. Es ergibt Sinn, seine Kinder bereits beim Einkaufen und Kochen miteinzubeziehen und ihnen damit wichtiges Ernährungswissen zu vermitteln. Immer mehr Kindergärten und auch Schulen bieten eine vegane Verpflegung an. Und für Kindergeburtstage lassen sich viele Klassiker ganz leicht veganisieren, egal ob Pommes mit Würstchen, Pizza oder Nudeln mit Bolognesesauce. Wenn das Kind irgendwann Fleisch oder andere tierische Produkte probieren möchte, muss man als Eltern entscheiden, ob ein Verbot wirklich sinnvoll ist – oder ob man damit schlimmstenfalls genau das Gegenteil erreicht.

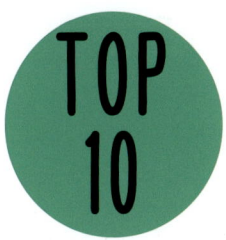

TOP 10

ZIEMLICH BERÜHMTE MENSCHEN, DIE (ANGEBLICH) VEGAN ESSEN ODER LEBEN

» AL GORE (POLITIKER)

» BILL CLINTON (POLITIKER)

» BEN STILLER (SCHAUSPIELER)

» BRYAN ADAMS (MUSIKER)

» CARL LEWIS (SPORTLER)

» DEMI MOORE (SCHAUSPIELERIN)

» JOHNNY DEPP (SCHAUSPIELER)

» MICHELLE PFEIFFER (SCHAUSPIELERIN)

» MILEY CYRUS (MUSIKERIN)

» MORRISSEY (MUSIKER)

Diese Liste kann man sehr lange fortsetzen. Letztlich ist auch nicht eindeutig zu belegen, ob diese Berühmtheiten wirklich vegan leben, daher der Zusatz »angeblich«. Ob man berühmt ist oder nicht: Sich Gedanken über seine Ernährung zu machen ist immer gut!

SO GELINGT DER EINSTIEG IN DIE VEGANE WELT!

1. SICH GUT INFORMIEREN

Es gilt, einiges zu lernen und Stolperfallen zu vermeiden, wenn man auf eine vegane Ernährung umsteigt. Daher kommt man nicht umhin, am Anfang auch viel zu lesen und mit Veganern zu sprechen, die einem Tipps geben können.

2. DEN KÜHLSCHRANKCHECK MACHEN

Man wird erstaunt sein, wie viele nicht-vegane Produkte im Kühlschrank oder in den Schränken zu finden sind. Wegwerfen, verschenken oder aufbrauchen? Muss jeder für sich entscheiden.

3. VEGANE ALTERNATIVPRODUKTE KENNEN UND LIEBEN LERNEN

Es hilft, beim Umstieg zu wissen, welche vegane Alternativen es zu tierischen Produkten gibt. Unbedingt vieles ausprobieren, denn die unterschiedlichen Pflanzendrinks beispielsweise schmecken wirklich auch ganz unterschiedlich.

4. AUGEN AUF BEIM EINKAUF

Die ersten Supermarktbesuche nach der Umstellung auf eine vegane Ernährung werden sicherlich deutlich länger als gewohnt dauern, denn es gilt nun, viel genauer hinzuschauen: Was kann ich noch einkaufen, wo ist Tierisches enthalten?

5. MÖGLICHST VIEL KOCHEN

Es lohnt sich, mehr Zeit in der Küche zu verbringen, da die vegane Küche sich doch deutlich von der gewohnten unterscheidet. Viele entdecken mit der Umstellung auf eine vegane Ernährung sogar erst die Liebe zum Kochen für sich!

6. VORBEREITET SEIN

Gerade außerhalb der eigenen vier Wände fällt es (nicht nur) Neu-Veganern schwer, sich zu versorgen. Wer auf Nummer sicher gehen möchte, sollte immer etwas vorbereiten, egal ob einen Snack für unterwegs oder sogar das Mittagessen im Büro.

7. ANDERE VEGANER KENNENLERNEN

Es kann sehr hilfreich sein, sich mit anderen vegan lebenden Menschen zu verbinden. Diese verstehen die gewählte Ernährungs- oder Lebenseinstellung natürlich sehr gut und können darüber hinaus viele Tipps geben. Facebook-Gruppen oder vegane Stammtische bieten gute Gelegenheiten zum Austausch.

8. KLEIDERSCHRANK & BADSCHRANK CHECKEN

Wer sich dazu entscheidet, nicht nur vegan zu essen, sondern seinen gesamten Lebensstil so vegan wie möglich zu gestalten, wird irgendwann auch bei Kleidung, Kosmetik, Reinigungsmitteln und anderen Produkten im Haus genauer hinschauen.

9. SCHRITT FÜR SCHRITT - ZEIT NEHMEN FÜR DEN UMSTIEG

Viele Vegan-Einsteiger begehen vermutlich den Fehler, von Anfang an gleich alles zu 100 % »richtig« machen zu wollen. Das ist aller Ehren wert, birgt aber auch ein großes Frustrationspotenzial, denn man wird ganz sicher in Stolperfallen treten. Besser man geht Schritt für Schritt das Ganze an und gönnt sich die Zeit zum sanften Umstieg.

10. IMMER TOLERANT BLEIBEN

Man tut weder sich selbst noch anderen Menschen einen Gefallen, wenn man verbissen die vegane Lebensweise propagiert und anderen damit auf die Nerven geht. Eine vegane Lebensweise ist eine persönliche Entscheidung, und man sollte akzeptieren, wenn Mitmenschen die eigene Lebenseinstellung nicht teilen wollen. Motivierender wirkt man ganz sicher als positives Vorbild.

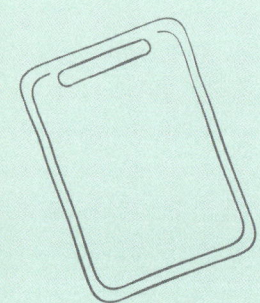 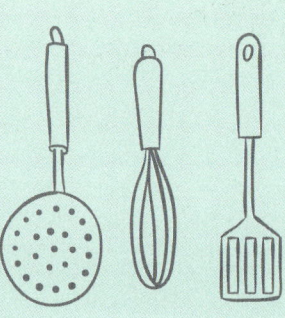 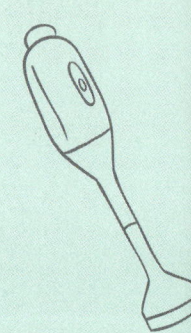

26 REZEPTE
FÜR DEN EINSTIEG

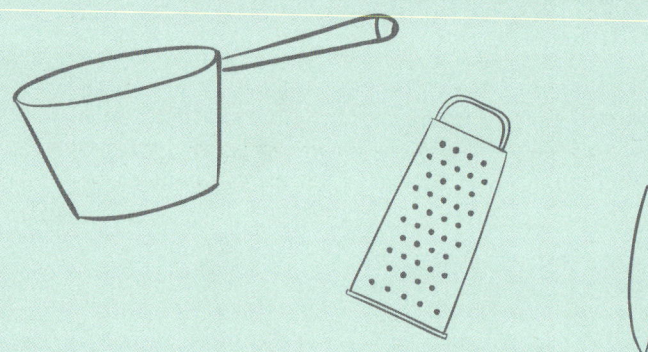

VEGANES RÜHREI
FÜR 2 PERSONEN, ZUBEREITUNGSZEIT: 10 MINUTEN

ZUTATEN:

- 1 Block Naturtofu (200 g)
- 3-4 Frühlingszwiebeln (oder Zwiebeln)
- 2-3 EL neutrales Öl zum Anbraten
- 1-2 TL Kurkuma
- 1 TL Kala Namak
- zum Abschmecken: Salz, Pfeffer, Paprikagewürz
- etwas Pflanzendrink (Soja-, Hafer- oder Dinkelmilch)
- 1 Schuss Sojasauce

ZUBEREITUNG:

1. Naturtofu aus der Packung nehmen, ordentlich auspressen und beiseitelegen.
2. Frühlingszwiebeln waschen und klein schneiden.
3. In einer beschichteten Pfanne das Öl erhitzen. Den Tofu mit den Händen zerbröseln, in die Pfanne geben und so lange anbraten, bis der gewünschte Bräunungsgrad erreicht ist.
4. Als Nächstes das Kurkumapulver und die anderen Gewürze hinzugeben und verrühren.
5. Danach einen Schuss ungesüßten Pflanzendrink und etwas Sojasauce hinzugeben.
6. Zum Schluss noch die Frühlingszwiebeln hinzugeben und so lange weiter anbraten, bis beides nicht mehr ganz so bissfest ist.

 DER PERFEKTE ERSATZ FÜR RÜHREI. WER ES ETWAS DEFTIGER MAG, GIBT NOCH ANGEBRATENEN RÄUCHERTOFU HINZU FÜR DIE »SPECKNOTE«. KALA NAMAK IST EIN INDISCHES STEINSALZ, DAS EINEN EI-ÄHNLICHEN GESCHMACK ERZEUGT.

SHAKES & SMOOTHIE
FÜR JE 2 GLÄSER, ZUBEREITUNGSZEIT: 5 MINUTEN

ZUTATEN WALDFRUCHTSHAKE:
- 200 g Waldfruchtmischung (TK-Ware)
- 400 g Sojajoghurt Vanille
- 100 ml Mandelmilch
- 3 EL Haferflocken
- 3 EL gepoppter Amaranth

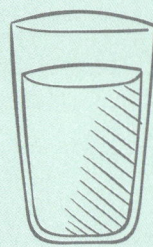

ZUTATEN BANANE-HAFER-SHAKE:
- 1 Banane
- 20 g Haferflocken
- 20 g gepoppter Amaranth
- 30 g Cashewkerne
- 2 Datteln, entkernt
- 400 ml Haferdrink

ZUTATEN GRÜNER SMOOTHIE:
- 1 Handvoll junger Spinat
- ½ Salatgurke
- 2 säuerliche Äpfel
- 1 TL Matchapulver
- 1 EL Zitronensaft, frisch gepresst
- 400 ml Wasser

ZUBEREITUNG:
1. Die Zutaten bei Bedarf schälen oder waschen und putzen, anschließend in einen leistungsfähigen Mixer geben und gut durchmixen.

BEI SHAKES UND SMOOTHIES KANN MAN IM PRINZIP BELIEBIG KOMBINIEREN, GANZ NACH
GESCHMACK. WENN MAN BEI GRÜNEN SMOOTHIES DIE FLÜSSIGKEIT STARK REDUZIERT, KOMMT
EIN SMOOTHIE BOWL HERAUS, QUASI EIN SMOOTHIE ZUM LÖFFELN - EIN GROSSER TREND!

MATCHA LATTE
FÜR 2 TASSEN, ZUBEREITUNGSZEIT: 5 MINUTEN

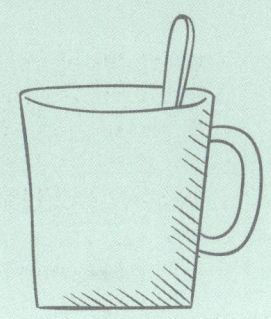

ZUTATEN:
- 1 TL Matchapulver
- 500 ml Sojadrink Vanille

ZUBEREITUNG:
1. Matchapulver in eine Schüssel geben und mit 100`Milliliter nicht mehr kochendem Wasser (ca. 80 °C) gut verrühren – am besten mit einem speziellen Matchabesen, alternativ geht es auch gut mit einem Milchaufschäumer.
2. Sojadrink in einen Topf geben, erhitzen, aufschäumen und auf zwei Gläser verteilen. Matcha vorsichtig in die Gläser laufen lassen.

CHIAPUDDING
FÜR 2 PUDDINGS, ZUBEREITUNGSZEIT: 5 MINUTEN (+ QUELLZEIT)

ZUTATEN:
- 3 EL Chiasamen
- 200 ml Reis-Kokos-Drink (z. B. von Provamel)
- 1 reife Mango
- Kokosflocken zum Garnieren

ZUBEREITUNG:
1. Am besten bereits am Vorabend die Chiasamen in den Reis-Kokos-Drink (oder einen anderen Pflanzendrink) einrühren, damit sie über Nacht quellen können. Nach ein paar Minuten erneut umrühren, damit die Chiasamen nicht verklumpen.
2. Am nächsten Morgen den Chiapudding auf zwei Schalen verteilen.
3. Mango schälen und würfeln, zum Chiapudding geben. Mit Kokosflocken garnieren.

DEFTIGES BRÖTCHEN
FÜR 2 BRÖTCHEN, ZUBEREITUNGSZEIT: 10 MINUTEN

ZUTATEN:

- 1 EL Öl
- 6–8 Scheiben Räuchertofu, je nach Größe der Brötchen
- 2 Brötchen nach Wahl (möglichst Vollkorn, oder auch Brot)
- ½ reife Avocado
- einige Spritzer Zitronensaft
- Salz
- Sprossen nach Wahl (oder Salatblätter nach Wahl)
- Crema di Balsamico

ZUBEREITUNG:

1. Öl in einer Pfanne erhitzen und Räuchertofu darin von beiden Seiten kross anbraten. Aus der Pfanne nehmen und zur Seite stellen. Brötchen halbieren. Avocadofruchtfleisch aus der Schale heben, etwas zerdrücken und die unteren Hälften der Brötchen damit bestreichen. Mit Zitronensaft beträufeln und salzen.
2. Brötchen mit Räuchertofu und Sprossen belegen und mit Crema di Balsamico beträufeln. Brötchen zuklappen und einpacken oder sofort genießen.

 IMMER NUR WURST UND KÄSE? KLAR, GIBT ES AUCH IN VIELEN VEGANEN VARIANTEN. ABER WARUM NICHT MAL ETWAS KREATIVER WERDEN? AVOCADO SCHMECKT NICHT NUR TOLL, SONDERN ENTHÄLT AUCH NOCH GESUNDE FETTE. UND RÄUCHERTOFU IST EIN TOLLER BELAG FÜR ALLE, DIE ES GERNE DEFTIG ZUM FRÜHSTÜCK MÖGEN!

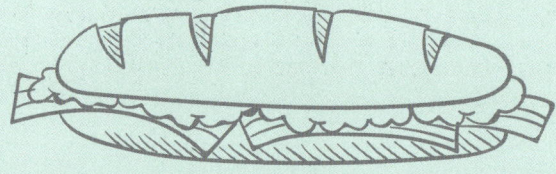

VEGANER EIERSALAT AUF BROT
FÜR 4 PORTIONEN, ZUBEREITUNGSZEIT: 10 MINUTEN

ZUTATEN:

- 1 kleiner Naturtofu (200 g)
- ½ Dose Kichererbsen (200 g)
- 150 g vegane Mayonnaise
- 3 große Gewürzgurken
- ½ Bund Schnittlauch
- gemahlene Kurkuma
- Kala Namak
- 8 Romanasalatblätter
- 8 Scheiben Vollkorntoast oder Brotscheiben nach Wahl

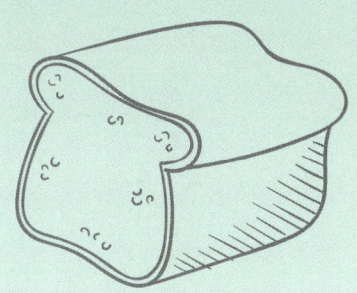

ZUBEREITUNG:

1. Den Naturtofu grob in eine Schale bröckeln. Kichererbsen in ein Sieb geben, abbrausen und gut abtropfen lassen. Zum Tofu geben und beides mit einer Gabel zerdrücken, sodass eine homogene Masse entsteht.

2. Die Mayonnaise zur Kichererbsenmasse geben und alles gut verrühren. Gewürzgurken fein würfeln und unterheben. Schnittlauch waschen, trockenschütteln und in Röllchen schneiden. Ebenfalls unterheben. Mit Kurkuma und Kala Namak würzen.

3. Romanasalat waschen und trockentupfen. Auf 4 Scheiben Brot jeweils 2 Blätter Salat legen. Den »Eiersalat« darauf verteilen und die Brote mit den restlichen Brotscheiben bedecken.

 DIESER EIERSALAT KOMMT IMMER RICHTIG GUT AN, EGAL OB ER EINEN AN »ECHTEN« EIERSALAT ERINNERT ODER NICHT. DIE KONSISTENZ IST JEDENFALLS VERBLÜFFEND ÄHNLICH, UND VOR ALLEM SCHMECKT ER EINFACH RICHTIG LECKER! WER MAG, KANN GANZ EINFACH ÜBRIGENS SELBST VEGANE MAYONNAISE HERSTELLEN.

DEFTIGER AUFSTRICH
FÜR 1 GROSSES GLAS, ZUBEREITUNGSZEIT: 10 MINUTEN

ZUTATEN:
- 1 Zwiebel
- 1 TL Majoran
- neutrales Pflanzenöl zum Braten
- 1 kleine Dose Kidneybohnen (Abtropfgewicht 265 g)
- ½ Bund glatte Petersilie
- 150 g Räuchertofu
- 1 TL Gemüsebrühe (Instant)
- Salz
- schwarzer Pfeffer aus der Mühle
- ½ TL Paprikapulver, geräuchert
- 1 TL Zwiebelgranulat

ZUBEREITUNG:
1. Zwiebel abziehen, grob würfeln und mit dem Majoran in Öl anbraten. Bohnen in ein Sieb geben und abtropfen lassen. Petersilie waschen, trockenschütteln und von den groben Stängeln befreien. Räuchertofu grob würfeln.
2. Alles zusammen mit der Gemüsebrühe im Mixer zu einer glatten Masse vermixen und mit Salz, Pfeffer, Paprikapulver und Zwiebelgranulat abschmecken.

 SCHMECKT NATÜRLICH AUF BROT UND BRÖTCHEN BESONDERS GUT. MAN BENÖTIGT EINEN LEISTUNGSSTARKEN MIXER, UM DIE MASSE SCHÖN GLATT HINZUBEKOMMEN. ALTERNATIV KLAPPT ES ABER AUCH MIT EINER KÜCHENMASCHINE.

VEGANES ZWIEBELMETT
FÜR 5 BRÖTCHEN, ZUBEREITUNGSZEIT: 5 MINUTEN

ZUTATEN:

- 1 Packung Reiswaffeln, natur (100 g)
- 300-400 ml Wasser
- 4 EL Tomatenmark
- 1 große Zwiebel, fein gewürfelt
- 2 TL Salz
- Pfeffer

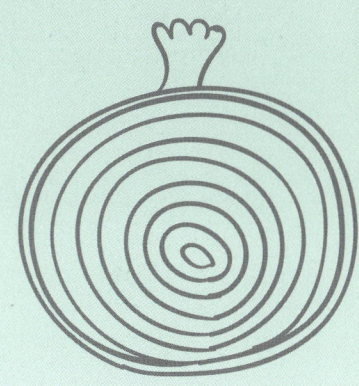

ZUBEREITUNG:

1. Die Reiswaffeln in eine große Schale bröseln. 300 bis 400 Milliliter Wasser hinzufügen und kurz einziehen lassen. Besser zunächst nur 300 Milliliter Wasser hinzufügen und gegebenenfalls später etwas mehr hinzugeben.
2. Tomatenmark und Zwiebeln ebenfalls hinzugeben.
3. Mit einer Gabel oder einem Kartoffelstampfer die Zutaten zu einer recht homogenen Masse zerdrücken.
4. Mit Salz und Pfeffer abschmecken. Falls die Masse noch zu hell aussieht, einfach ein wenig mehr Tomatenmark hinzugeben.

 AM BESTEN LÄSST MAN DAS ZWIEBELMETT EIN PAAR STUNDEN IM KÜHLSCHRANK DURCHZIEHEN! IM KÜHLSCHRANK IST ES IN EINEM GESCHLOSSENEN BEHÄLTER EIN PAAR TAGE HALTBAR. SCHMECKT SUPER AUF BRÖTCHEN UND IST EIN LECKERES MITBRINGSEL FÜR PARTYS ODER EINEN BRUNCH!

SPAGHETTI BOLOGNESE VEGAN
FÜR 2 PERSONEN, ZUBEREITUNGSZEIT: 20 MINUTEN

ZUTATEN:

- 250 g (Vollkorn-)Spaghetti
- Salz
- 3 EL Olivenöl
- 1 kleine Zwiebel
- 1 Knoblauchzehe
- 200 g Tofu natur (oder fertiges Sojahack)
- 4 EL Tomatenmark
- 1 Dose geschälte Tomaten
- 1 EL italienische Kräuter (frisch, Würzmischung oder TK)
- schwarzer Pfeffer aus der Mühle
- frischer Basilikum
- optional Hefeflocken oder veganer Parmesan

ZUBEREITUNG:

1. Spaghetti nach Packungsanweisung in Salzwasser kochen, abgießen und zur Seite stellen.
2. Öl in einer Pfanne erhitzen. Zwiebel und Knoblauch abziehen und klein würfeln, den Tofu mit einer Gabel zerdrücken.
3. Zwiebel und Knoblauch 2 bis 3 Minuten im heißen Öl andünsten, Tofu dazugeben und scharf anbraten.
4. Die Hitze reduzieren. Tomatenmark, geschälte Tomaten und Gewürze dazugeben. Bei Verwendung von frischen Kräutern diese erst kurz vor Schluss dazugeben.
5. Für mindestens 5 Minuten auf geringer Hitze köcheln lassen. Mit Salz und Pfeffer abschmecken und über die Spaghetti geben. Mit frischem Basilikum garnieren und optional mit Hefeflocken bestreuen.

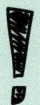 HEFEFLOCKEN KANN MAN IM BIO-LADEN ODER REFORMHAUS KAUFEN. SIE SCHMECKEN EIN WENIG KÄSIG, SIND DAHER ALS PARMESANERSATZ GUT GEEIGNET.

PASTA CARBONARA VEGAN
FÜR 2 PERSONEN, ZUBEREITUNGSZEIT: 20 MINUTEN

ZUTATEN:

- 250 g Spaghetti (oder andere Nudeln)
- Salz
- 125 g Räuchertofu
- 1 Zwiebel
- 1 Knoblauchzehe
- 2 EL neutrales Öl
- 200 ml Sojasahne (oder Hafersahne)
- 1 TL Senf
- 4 EL Hefeflocken
- ½ Bund Petersilie
- schwarzer Pfeffer aus der Mühle

ZUBEREITUNG:

1. Nudeln nach Anleitung in Salzwasser kochen, abgießen und zur Seite stellen.
2. Inzwischen den Räuchertofu klein würfeln.
3. Zwiebel und Knoblauchzehe abziehen und ebenfalls klein würfeln.
4. Öl in einer großen Pfanne erhitzen. Zwiebel und Knoblauch glasig dünsten. Dann den Räuchertofu dazugeben und knusprig anbraten.
5. Sojasahne, Senf und Hefeflocken dazugeben und gut durchrühren.
6. Gekochte und abgetropfte Nudeln in die Pfanne geben und untermischen. Petersilie waschen, trockenschütteln, abzupfen, klein hacken und ebenfalls untermischen, mit Salz und Pfeffer abschmecken, alles kurz weiter köcheln.

 SCHMECKT VERBLÜFFEND ECHT WIE DAS ORIGINAL! STATT SPECK GIBT ES RÄUCHERTOFU UND STATT KUHSAHNE SOJA- ODER HAFERSAHNE.

SEITAN GRUNDREZEPT
FÜR 2 PORTIONEN, ZUBEREITUNGSZEIT: 30 MINUTEN

ZUTATEN:

- 250 g Seitanfix (Glutenpulver)
- 1 TL Paprikapulver edelsüß
- ½ TL Paprikapulver, geräuchert
- ½ TL Knoblauchgranulat
- 1 TL getrockneter Majoran
- ½ TL Kräutersalz
- 2 EL Hefeflocken
- schwarzer Pfeffer
- 3 EL Gemüsebrühe
- 2–3 EL Sojasauce
- 2 EL Tomatenmark
- 2 EL mittelscharfer Senf
- Chiliflocken

ZUBEREITUNG:

1. Seitanfix in eine Schüssel geben und Gewürze nach Belieben hinzufügen, z. B. Paprika, Knoblauch(-granulat), Majoran, Kräutersalz, Hefeflocken oder schwarzen Pfeffer (oder gleich eine pikante Gewürzmischung, die man im veganen Laden kaufen kann).
2. Mit 250 Milliliter kaltem Wasser verkneten, bis ein gummiartiger Klumpen entstanden ist.
3. Nun 1,5 Liter Wasser in einem großen Topf zum Kochen bringen und der gewünschten Geschmacksrichtung entsprechend stark würzen.
4. Gemüsebrühe hineingeben, gerne aber dazu auch noch Sojasauce, Tomatenmark oder Senf, eventuell noch Chiliflocken.
5. Den Seitanklumpen nun in Scheiben, Streifen, Schnetzel oder Würfel schneiden und in den inzwischen kochenden Sud geben. Man kann den Seitan auch erst nach dem Kochen zuschneiden, der Vorteil kleinerer Scheiben und Stücke ist aber, dass sie den Geschmack der Gewürze stärker annehmen.
6. Seitan für mindestens 20 Minuten mit Deckel bei schwacher Hitze köcheln, in ein Sieb abgießen und abkühlen lassen. Anschließend weiterverarbeiten zu Seitan-Schnitzeln, im Gulasch usw.

SEITAN-SCHNITZEL
FÜR 2 PORTIONEN, ZUBEREITUNGSZEIT: 15 MINUTEN

ZUTATEN:

- 3 EL Speisestärke
- 1 TL pikante Gewürzmischung
- 1 TL Senf
- 150 g Semmelbrösel
- 200 g Seitan (nach Rezept von Seite 104)
- 3 EL neutrales Öl
- 1 Bio-Zitrone

ZUBEREITUNG:

1. Speisestärke mit 6 Esslöffel Wasser, der Gewürzmischung und Senf in ein Glas mit Verschluss geben, kräftig durchschütteln und in einen tiefen Teller geben. Auf einem zweiten Teller die Brösel verteilen.
2. Seitan – falls noch nicht während der Seitanzubereitung geschehen – in Scheiben schneiden. Die Scheiben zuerst in der Flüssigkeit, dann in den Bröseln wenden, die Brösel dabei möglichst fest andrücken.
3. Öl in einer Pfanne erhitzen und die Schnitzel von beiden Seiten goldbraun anbraten. Etwas Zitronensaft darüberträufeln und mit Zitronenvierteln garnieren.

 SEITAN IST EIN ÄUSSERST VIELFÄLTIGER FLEISCHERSATZ, DER ZUDEM SEHR GÜNSTIG IST. VIELE FLEISCHERSATZPRODUKTE, DIE MAN KAUFEN KANN, SIND AUF SEITANGRUNDLAGE HERGESTELLT, EGAL OB WÜRSTCHEN, GYROS ODER SCHNITZEL. WICHTIG BEI DER EIGENEN HERSTELLUNG VON SEITAN IST ES, STETS GROSSZÜGIG ZU WÜRZEN, DENN SONST BLEIBT DAS ENDERGEBNIS FADE. HIER ALSO BITTE NICHT AM FALSCHEN ENDE SPAREN!

VEGANES GULASCH
FÜR 2 PERSONEN, ZUBEREITUNGSZEIT: 30 MINUTEN

ZUTATEN:

- 1 Zwiebel
- 2 Paprikaschoten nach Wahl
- 3 Kartoffeln
- 1 Knoblauchzehe
- 150 g Seitan (nach Rezept von Seite 104)
- 3 EL neutrales Öl
- 1 Dose Pizzatomaten
- 200 ml Gemüsebrühe
- 2 EL Tomatenmark
- 1 TL Paprikapulver rosenscharf
- 1 EL getrockneter Majoran
- optional 1 Chilischote
- Salz
- Pfeffer
- 1 EL gehackte Petersilie

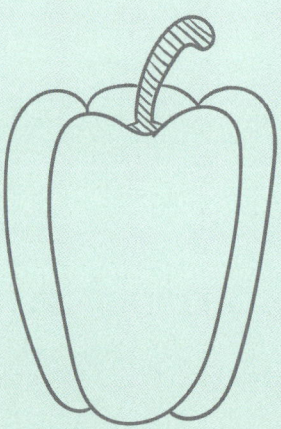

ZUBEREITUNG:

1. Die Zwiebel abziehen und würfeln. Paprikaschoten waschen, entkernen und ebenfalls würfeln. Die Kartoffeln schälen und grob würfeln, den Knoblauch abziehen und fein würfeln. Schließlich noch den Seitan in Streifen schneiden.
2. Neutrales Öl in einem großen Topf erhitzen. Dann zuerst die Zwiebeln mit dem Seitan scharf anbraten. Paprika, Kartoffeln und Knoblauch dazugeben, alles zusammen für wenige Minuten unter gelegentlichem Umrühren anbraten.
3. Jetzt die Tomaten aus der Dose, die Gemüsebrühe, das Tomatenmark und die Gewürze dazugeben. Alles so lange köcheln lassen, bis die Kartoffeln gar sind.
4. Wenn man es schärfer mag, zusätzlich noch eine entkernte und klein gehackte Chilischote dazugeben. Mit Salz und Pfeffer abschmecken und mit Petersilie bestreuen.

VEGANES CHILI SIN CARNE
ZUTATEN FÜR 4 PERSONEN, ZUBEREITUNGSZEIT: 30 MINUTEN

ZUTATEN:

- 2 Paprikaschoten
- 1 Zwiebel
- 2 Knoblauchzehen
- 4 Kartoffeln (festkochend)
- 2 EL neutrales Öl
- 400 g Sojahack oder Naturtofu
- 2 Dosen Pizzatomaten
- 2 EL Tomatenmark
- 1 EL Oregano
- 200 ml Gemüsebrühe
- 1 TL Salz
- 1 TL Zucker
- optional 1 rote Chilischote
- 1 Dose Kidneybohnen (400 g)
- 1 Dose oder 1 Glas Mais (230 g)
- 1–2 Messerspitzen Cayennepfeffer
- 2 TL Paprikapulver edelsüß

ZUBEREITUNG:

1. Paprikaschoten waschen, entkernen und grob würfeln. Zwiebel und Knoblauch abziehen und fein würfeln. Kartoffeln schälen und grob würfeln.
2. Öl in einem Topf erhitzen. Zwiebel anbraten, dann Sojahack, Paprika und Knoblauch dazugeben und scharf mit anbraten.
3. Pizzatomaten, Kartoffeln, Tomatenmark, Oregano, Gemüsebrühe, Salz und Zucker dazugeben, kurz aufkochen und bei niedriger Hitze köcheln lassen. Falls das Chili sin Carne scharf sein soll, noch 1 klein gehackte rote Chilischote dazugeben.
4. Inzwischen Kidneybohnen und Mais abtropfen lassen. Nach 15 Minuten dazugeben und für weitere 5 Minuten köcheln. Mit Gewürzen abschmecken und weitere 5 Minuten köcheln lassen.

MAC & CHEESE
FÜR 2 PERSONEN, ZUBEREITUNGSZEIT: 25 MINUTEN (+ 5 STUNDEN EINWEICHZEIT)

ZUTATEN:

- 250 g Nudeln (am besten kleine Hörnchen)
- ½ Zwiebel
- 1 Möhre
- 1 EL Olivenöl
- 1 Knoblauchzehe
- 75 g Cashewkerne (in Wasser einweichen für mindestens 4 Stunden)
- 250 ml Gemüsebrühe
- 2 EL Hefeflocken
- 1½ TL Tomatenmark
- ½ TL Paprikapulver
- ½ TL Kurkuma
- Salz und Pfeffer

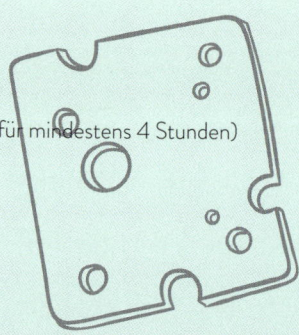

ZUBEREITUNG:

1. Nudeln nach Packungsanleitung kochen und zur Seite stellen.
2. Zwiebel abziehen und fein würfeln, Möhre ebenfalls klein würfeln.
3. Olivenöl in einem Topf erhitzen, Zwiebel und Möhre für wenige Minuten darin anbraten.
4. Knoblauch abziehen und fein hacken, kurz mit anbraten lassen.
5. Die Mischung aus Zwiebel, Möhre und Knoblauch zusammen mit den anderen Zutaten in eine Küchemaschine geben und fein pürieren, bis eine cremige Sauce entstanden ist.
6. Die Sauce kurz noch einmal im Topf erhitzen (Resthitze nutzen) und mit den Nudeln mischen.

 MAC & CHEESE IST EIN AMERIKANISCHER KLASSIKER, DER ÜBLICHERWEISE MIT MILCH, BUTTER UND KÄSE ZUBEREITET WIRD. DOCH ES GEHT AUCH OHNE DIESE TIERISCHEN ZUTATEN UND VOR ALLEM GANZ OHNE GESCHMACKSEINBUSSEN!

VEGANE FRIKADELLEN
FÜR 2 PERSONEN, ZUBEREITUNGSZEIT: 45 MINUTEN (+ 45 MINUTEN RUHEZEIT)

ZUTATEN:

- 100 g feine Sojaschnetzel
- ½ l Gemüsebrühe
- 1 kleine Zwiebel
- 1 Knoblauchzehe (oder Knoblauchgranulat)
- 50 g Dinkelbrösel (Paniermehl)
- 50 g Haferflocken grob
- 1 EL Speisestärke (oder Ei-Ersatzpulver)
- 1 EL Senf
- ½ TL Paprikapulver edelsüß
- ½ TL Cayennepfeffer
- 1 TL Majoran
- schwarzer Pfeffer
- Salz
- 2 EL neutrales Öl

ZUBEREITUNG:

1. Sojaschnetzel mit heißer Gemüsebrühe übergießen und für mindestens 15 Minuten einweichen, anschließend in ein Sieb abgießen und gut auspressen (z. B. mithilfe eines Löffels).
2. Zwiebel und Knoblauch abziehen und fein würfeln. Mit Sojaschnetzeln, Dinkelbröseln, Haferflocken, Speisestärke (mit 2 EL Wasser angerührt), Senf und den Gewürzen in einer Schüssel mischen. Aus der Masse Frikadellen formen und diese für mindestens 30 Minuten ruhen lassen.
3. Öl in die heiße Pfanne geben und die Frikadellen von beiden Seiten jeweils 5 Minuten bei geringer bis mittlerer Hitze goldbraun braten.

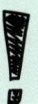 DAZU PASSEN BRATKARTOFFELN ODER KARTOFFELPÜREE. LETZTERES BEREITET MAN WIE GEWOHNT ZU, ERSETZT ABER MILCH ODER SAHNE DURCH SOJAMILCH UND SOJASAHNE.

VEGANER KIDNEYBOHNEN-BURGER

FÜR 4 BURGER, ZUBEREITUNGSZEIT: 15 MINUTEN

ZUTATEN:

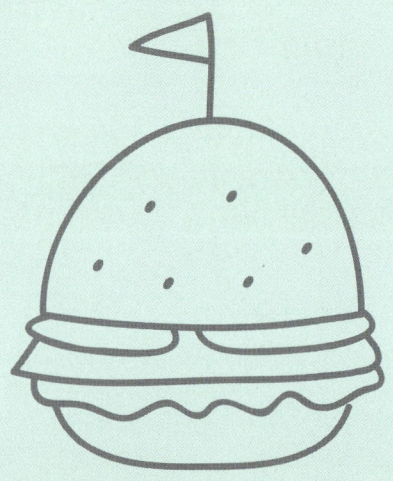

- 250 g Kidneybohnen
- 1 große Zwiebel
- 1 Knoblauchzehe
- 5 EL feine Haferflocken
- 2 EL Sojamehl
- 2 TL Petersilie
- 1 TL Majoran
- 1 TL Senf
- 1 TL Tomatenmark
- Salz
- schwarzer Pfeffer
- 2 EL Olivenöl

ZUBEREITUNG:

1. Kidneybohnen abbrausen und in eine große Schüssel geben. Mit dem Pürierstab oder einer Gabel zermusen.
2. Zwiebel und Knoblauchzehe abziehen und fein hacken, in die Schüssel geben.
3. Nun die restlichen Zutaten hinzugeben (außer dem Olivenöl) und alles zu einer gleichmäßigen Masse kneten. Eventuell noch Wasser hinzugeben. Ein paar Minuten ruhen lassen.
4. Öl in einer Pfanne erhitzen. Aus der Masse mit feuchten Händen Bratlinge formen und diese im Öl für jeweils ca. 4 Minuten von beiden Seiten anbraten.
5. Jetzt Burger ganz nach Geschmack zubereiten, mit Brötchen nach Wahl, Senf, Mayonnaise und Ketchup, Salat, Tomaten, Gürkchen usw.

 ES MUSS NICHT IMMER SOJA ODER SEITAN SEIN! AUS BOHNEN, LINSEN ODER KICHERERBSEN LASSEN SICH LECKERE BURGERPATTYS HERSTELLEN. DAS SOJAMEHL DIENT ZUR BINDUNG DER MASSE, DAMIT DIESE NICHT GLEICH WIEDER AUSEINANDERFÄLLT!

HUMMUS-GRILLGEMÜSE-WRAP
FÜR 2 PERSONEN, ZUBEREITUNGSZEIT: 20 MINUTEN

ZUTATEN:

- ½ Zucchini
- ½ rote Zwiebel
- 1 Möhre
- 1 EL Olivenöl
- grobes Meersalz
- gehackter frischer Rosmarin

- 1 TL Garam Masala
- 2 große Wraps oder Tortillafladen
- schwarzer Pfeffer aus der Mühle
- Zitronensaft, frisch gepresst
- einige Stängel frische Petersilie

FÜR DEN HUMMUS:

- ½ Dose Kichererbsen (Abtropfgewicht 120 g)
- ½ Knoblauchzehe
- 1 EL Sesamöl

- ¼ TL Salz
- 1 Messerspitze Cayennepfeffer
- 1 TL Tahini (Sesampaste)
- 1 EL Zitronensaft, frisch gepresst

ZUBEREITUNG:

1. Für den Hummus die Kichererbsen in ein Sieb geben, abbrausen und abtropfen lassen. Knoblauch abziehen. Kichererbsen und Knoblauch mit den restlichen Zutaten im Mixer oder mit dem Pürierstab zu einer glatten Masse pürieren.
2. Zucchini waschen und in Streifen schneiden, Zwiebel abziehen und in grobe Ringe schneiden, Möhre schälen und in Streifen schneiden.
3. In einer Pfanne Olivenöl erhitzen und Zwiebel sowie Möhre darin mit Salz scharf anbraten. Nach ca. 5 Minuten Zucchini dazugeben, Rosmarin und Garam Masala untermischen. Hitze reduzieren und alles weitere 5 Minuten braten.
4. Die Wraps mit Hummus bestreichen, das Gemüse darauf verteilen und mit Pfeffer und Zitronensaft würzen. Petersilie waschen und trockenschütteln. Die Blätter abzupfen und hacken. Auf das Gemüse streuen. Anschließend die Wraps aufrollen.

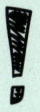 HUMMUS IST IN DER VEGANEN KÜCHE ÄUSSERST BELIEBT, IN VIELEN VARIANTEN. HUMMUS KANN MAN AUCH WUNDERBAR ALS SNACK FÜR UNTERWEGS ZUBEREITEN.

QUINOASALAT
FÜR 2 PERSONEN, ZUBEREITUNGSZEIT: 20 MINUTEN

ZUTATEN:

- 200 g Quinoa
- 400 ml Gemüsebrühe
- ½ Handvoll Champignons
- 2 EL neutrales Öl
- 1 Möhre
- 1 Avocado
- 5 getrocknete Tomaten
- 3 EL Sonnenblumenkerne
- frische Petersilie, klein gehackt
- 4 EL Olivenöl
- Saft von ½ Zitrone
- 1 TL Weißweinessig
- 1 TL Agavendicksaft

ZUBEREITUNG:

1. Quinoa heiß abbrausen, um die Bitterstoffe herauszuspülen. Mit doppelter Menge Gemüsebrühe 15 bis 20 Minuten aufkochen und auf niedriger Flamme köcheln lassen.
2. Die Pilze in Scheiben schneiden und in einer heißen Pfanne in neutralem Öl anbraten.
3. Möhre waschen und eventuell schälen, Avocado halbieren und den Kern entfernen. Möhre, Avocado und getrocknete Tomaten klein würfeln.
4. Sonnenblumenkerne in einer kleinen Pfanne ohne Öl kurz anrösten, eventuell mit 1 Esslöffel Agavendicksaft kurz karamellisieren.
5. Alle vorbereiteten Zutaten mit der Petersilie in einer Schüssel durchmischen.
6. Ein Dressing aus Olivenöl, Zitronensaft, Weißweinessig und Agavendicksaft herstellen, über den Salat geben, durchrühren und 1 Stunde ziehen lassen.

ZUCCHINISPAGHETTI MIT AVOCADOSAUCE
FÜR 2 PERSONEN, ZUBEREITUNGSZEIT: 10 MINUTEN

ZUTATEN:

- 2 Zucchini
- 2 Knoblauchzehen
- 1 Avocado
- 1 Gurke
- 1 EL Zitronensaft, frisch gepresst
- ½ TL schwarzer Pfeffer
- ½ TL Salz
- 8 Kirschtomaten
- 1 kleines Bund Rucola

FÜR DEN MANDEL-PARMESAN (OPTIONAL):
- 100 g gemahlene Mandeln
- 30 g Hefeflocken
- 15 g Semmelbrösel
- 1 Spritzer Zitronensaft
- 1 TL Salz

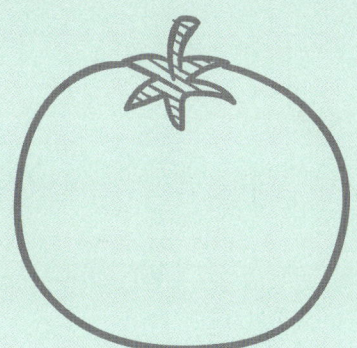

ZUBEREITUNG:

1. Zucchini waschen und mit einem Spiralschneider oder einem Julienneschneider zu Spaghetti verarbeiten.
2. Knoblauch abziehen. Die Avocado halbieren, den Kern entnehmen und das Fruchtfleisch mit einem Löffel herausschaben. Die Gurke schälen und ganz grob würfeln.
3. Für die Creme das Fruchtfleisch der Avocado, Gurke, Zitronensaft, Knoblauch, Pfeffer und Salz in einen leistungsfähigen Mixer geben und zu einer feinen Creme verarbeiten.
4. Zucchinispaghetti mit Avocado-Gurken-Creme vermischen und auf einen Teller geben.
5. Tomaten waschen und halbieren, Rucola waschen und von groben Stängeln befreien. Beides auf den Zucchinispaghetti verteilen.
6. Die Mandel-Parmesan-Zutaten vermischen und über die Zucchinispaghetti geben.

GRÜNKOHLCHIPS
1 GROSSE PORTION, ZUBEREITUNGSZEIT: 5 MINUTEN (+ 30 MINUTEN BACKZEIT)

ZUTATEN:

- 1 Grünkohl
- 1 Prise Meersalz
- 2 EL Olivenöl
- Pfeffer aus der Mühle
- 1 TL Chiliflocken
- 2 EL Hefeflocken

ZUBEREITUNG:

1. Den Ofen auf kleiner Hitze (max. 100 °C) vorheizen, denn die Grünkohlblätter sollen nur getrocknet werden, nicht verbrennen.
2. Den Grünkohl waschen, die Stiele herausschneiden und die Blätter in mundgerechte Stücke zupfen.
3. In einer Schüssel die anderen Zutaten vermengen. Nun den Grünkohl hinzugeben und einige Minuten lang gut durchmassieren, sodass er die Zutaten gut aufnimmt.
4. Auf einem Backblech mit Backpapier großzügig verteilen, sodass die Blätter nicht übereinanderliegen.
5. Die Chips 15 bis 30 Minuten im Ofen lassen, bis sie trocken und knusprig sind. Eventuell noch einmal wenden und weitere 5 bis 10 Minuten trocknen lassen. Wichtig: Damit Feuchtigkeit entweichen kann, einen Holzkochlöffel o. Ä. zwischen Backofentür und Backofen klemmen.

! GRÜNKOHLCHIPS, HÄUFIGER KALE CHIPS GENANNT, SIND DER GROSSE RENNER IN DEN VEGANEN KOCHBÜCHERN UND AUF VEGANEN KOCHBLOGS DER LETZTEN JAHRE. SIE SIND EINE SUPER GESUNDE UND LEICHTE ALTERNATIVE ZU KARTOFFELCHIPS. MAN KANN GRÜNKOHLCHIPS DURCHAUS FERTIG IM LADEN KAUFEN, ABER AUS KOSTENSICHT LOHNT ES SICH SEHR, SIE SELBST HERZUSTELLEN!

WAFFELN MIT SAHNE UND KIRSCHEN
FÜR 2 PERSONEN, ZUBEREITUNGSZEIT: 20 MINUTEN

ZUTATEN:

- 250 g Mehl Type 550
- ½ Päckchen Backpulver
- 4 EL Rohrzucker
- ½ Päckchen Vanillezucker
- Salz
- 250 ml Sojadrink
- 50 ml Mineralwasser
- 1 Glas Kirschen
- 200 g aufschlagbare Sojasahne (z. B. von Soyatoo)

ZUBEREITUNG:

1. Mehl, Backpulver, Rohrzucker, Vanillezucker und Salz in eine Schüssel geben und durchmischen.
2. Sojadrink und Mineralwasser dazugeben und mit einem Schneebesen zu einem glatten Teig verrühren.
3. Kirschen in einem Topf kurz erhitzen, Sojasahne mit einem Stabmixer aufschlagen.
4. Waffeln in einem Waffeleisen ausbacken, mit heißen Kirschen und Sahne servieren.

 ES MUSS NATÜRLICH NICHT IMMER SAHNE MIT KIRSCHEN SEIN! DIESE WAFFELN SCHMECKEN AUCH RICHTIG LECKER ZUM BEISPIEL MIT PUDERZUCKER, ERDNUSSBUTTER ODER EINEM SCHOKO-AUFSTRICH!

BANANENBROT
FÜR 2 PERSONEN, ZUBEREITUNGSZEIT: 20 MINUTEN (+ 60 MINUTEN BACKZEIT)

ZUTATEN:
- Pflanzenfett für die Backform
- 4 reife Bananen
- 100 ml Pflanzenmilch oder alternativ Wasser
- 150 g Rohrzucker
- 1 Päckchen Vanillezucker
- 350 g Vollkornmehl
- 15 g Backpulver
- 1 Prise Salz

ZUBEREITUNG:
1. Ofen auf 175 °C Ober-/Unterhitze (Umluft 160 °C, Gas Stufe 2) vorheizen. Kuchenform entweder einfetten oder mit Backpapier auslegen.
2. Bananen schälen und mit einer Gabel in einer großen Schüssel zerdrücken.
3. Pflanzenmilch (oder Wasser), Zucker und Vanillezucker dazugeben und alles gut durchrühren.
4. In einer zweiten Schüssel Mehl, Backpulver und Salz verrühren. Die Mischung zur Bananenmasse geben und erneut gut vermischen. Nach Gefühl noch mehr Pflanzenmilch oder Wasser hinzugeben, falls die Masse noch nicht geschmeidig genug ist.
5. Den Teig in die Backform geben und im Ofen auf mittlerer Schiene 50 bis 60 Minuten backen.
6. Aus dem Ofen nehmen und mindestens 15 Minuten auskühlen lassen. Dann den Kuchen vorsichtig mit einem stumpfen Messer vom Rand der Backform lösen und auf eine Kuchenplatte oder einen Teller stürzen.

VEGANE APFELPFANNKUCHEN

FÜR 2 PERSONEN, ZUBEREITUNGSZEIT: 20 MINUTEN

ZUTATEN:

- 300 g Mehl
- 1 TL Backpulver
- 1 Päckchen Vanillezucker
- 20 g Puderzucker
- 400 ml Sojadrink
- 1 großer Apfel
- etwas neutrales Öl zum Ausbacken

ZUBEREITUNG:

1. Mehl, Backpulver, Vanillezucker und Puderzucker in einer Schüssel vermengen.
2. Sojadrink dazugeben und mit einem Handmixer oder Schneebesen gut durchmixen.
3. Den Apfel waschen, entkernen und in dünne Scheiben schneiden.
4. Etwas Öl in einer Pfanne erhitzen.
5. Mit einer Schöpfkelle portionsweise den Teig in die heiße Pfanne geben. Die Pfanne etwas schwenken, damit der Teig sich gut in der Pfanne verteilt.
6. Apfelscheiben auf dem Teig verteilen und leicht andrücken.
7. Den Pfannkuchen bei mittlerer Hitze ausbacken. Sobald die Ränder fester werden, den Pfannkuchen wenden und weiter ausbacken, bis er goldbraun ist.

 WER ES SÜSS MAG, KANN GANZ NACH WUNSCH NOCH ROHRZUCKER, ZIMT, AGAVENDICKSAFT ODER AHORNSIRUP AUF DEN PFANNKUCHEN GEBEN.

BROWNIES
FÜR 1 BACKBLECH, ZUBEREITUNGSZEIT: 30 MINUTEN (+ 25 MINUTEN BACKZEIT)

ZUTATEN:

- 2 EL gemahlene Leinsamen
- 120 g vegane Zartbitterschokolade
- 1 EL Erdnussbutter
- 7 TL Kakaopulver
- ¾ TL Salz
- 180 g Zucker
- 80 g vegane Margarine
- ¼ TL Backpulver
- 1½ TL Vanillepulver
- 150 g Weizenmehl Type 550

ZUBEREITUNG:

1. Den Backofen auf 180 °C (Umluft 160 °C, Gas Stufe 2–3) vorheizen. Ein kleines Backblech (20 x 20 Zentimeter) mit Backpapier auslegen.
2. In einer kleinen Schüssel 3 Esslöffel Wasser und Leinsamenmehl vermischen und für 10 Minuten beiseitestellen.
3. In eine andere Schüssel die in Stücke gebrochene Schokolade, Erdnussbutter, Kakaopulver und Salz geben. Die Mischung mit 60 Milliliter kochendem Wasser übergießen und so lange mit dem Schneebesen verrühren, bis eine glatte Masse entstanden ist.
4. Leinsamengemisch, Zucker, Margarine, Backpulver und Vanille dazugeben und mit einem Handmixer glatt rühren.
5. Zum Schluss das Mehl unterheben und den Teig auf das Backblech streichen.
6. 25 Minuten auf der mittleren Schiene im Ofen backen. Komplett auskühlen lassen, bevor man die Brownies in Stücke schneidet.

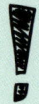 LECKER SIND DIESE BROWNIES AUCH, WENN MAN DEM TEIG NOCH CA. 75 GRAMM NÜSSE NACH WAHL HINZUFÜGT, Z. B. MACADAMIANÜSSE ODER WALNÜSSE.

VEGANE MOUSSE AU CHOCOLAT
FÜR 2 PERSONEN, ZUBEREITUNGSZEIT: 20 MINUTEN (+ 1 STUNDE KÜHLZEIT)

ZUTATEN:

- 150 g vegane Zartbitterschokolade
- 400 g Seidentofu
- 2 TL Rohrohrzucker
- 1 Päckchen Vanillezucker
- ½ TL Vanille

ZUBEREITUNG:

1. Die Zartbitterschokolade im Wasserbad schmelzen.
2. Seidentofu mit Rohrzucker, Vanillezucker und Vanille in einer Schüssel oder einem Messbecher pürieren.
3. Nun die geschmolzene Schokolade dazugeben und alles gut durchmischen.
4. In eine Schüssel oder gleich in Gläser füllen und für mindestens 1 Stunde kalt stellen.

 EIN BELIEBTES VEGANES DESSERT, DAS ES AUCH IN ANDEREN VARIANTEN GIBT, Z. B. ALS AVOCADOMOUSSE. DAZU MIXT MAN 2 AVOCADOS MIT 5 ESSLÖFFEL KAKAO UND 1 ESSLÖFFEL AGAVENDICKSAFT. KLINGT UNGEWÖHNLICH, SCHMECKT ABER GUT!

WEITERE LINKS

Das Internet bietet eine unerschöpfliche Quelle an Informationen zum veganen Leben. Auf den folgenden Seiten möchte ich einige weitere interessante Links auflisten.

BLOGS & INFOSEITEN

ACHTUNG, PFLANZENFRESSER!
» achtungpflanzenfresser.wordpress.com

BEVEGT (SPORT & VEGAN LEBEN)
» bevegt.de

BUND FÜR VEGANE LEBENSWEISE
» vegane-lebensweise.org

CLAUDI GOES VEGAN
» www.claudigoesvegan.blogspot.com.es

EIN BISSCHEN VEGAN
» einbisschenvegan.de

GLEICHKLANG (DATING-PLATTFORM)
» gleichklang.de

KOCHEN OHNE KNOCHEN (INFOPORTAL & MAGAZIN)
» kochenohneknochen.wordpress.com

KOSMETIK OHNE TIERVERSUCHE
» kosmetik-ohne-tierversuche.de

KOSMETIK VEGAN
» kosmetik-vegan.de

NIX WIE VEG (LEBENSMITTELDATENBANK)
» nixwieveg.de

PETA 2 EINKAUFSGUIDE
» peta2.de/web/einkaufsguide.401.html

PETA 2 GESUND VEGAN GUIDE
» peta2.de/web/gesundheitsguide.846.html

PETA RESTAURANTFÜHRER
» peta.de/restaurants

PETA SHOPPING GUIDE
» peta.de/shoppingguide

THINK VEGAN!
» thinkvegan.de

"V"ELTENBUMMLER
» www.veltenbummler.blogspot.com.es

VEGAN HOTELS
» vegan-hotels.com

VEGANE GESELLSCHAFT DEUTSCHLAND
» vegane-gesellschaft.org

VEGANBLATT (ONLINEMAGAZIN)
» veganblatt.com

VEGANBLOG VON PETA
» veganblog.de

VEGANISMUS.DE
» veganismus.de

VEGETARIERBUND
» vebu.de

VEGGIE HOTELS
» veggie-hotels.de

VEGGIE BUDDY
» vebu.de/einstieg/veggiebuddy

VEGGIE COMMUNITY
» veggiecommunity.org/de

VEGGIE RADIO
» veggieradio.de

VEGTASTISCH
» www.vegtastisch.de

VOLLVEGAN
» vollvegan.blogspot.de

REZEPTEBLOGS

DOC BEARS
» docbears.de

OH SHE GLOWS (ENGLISCH)
» www.ohsheglows.com

REZEPTEVEGAN.DE
» www.rezeptevegan.de

SEITAN IS MY MOTOR!
» seitanismymotor.com

VEGAN HEAVEN
» www.veganheaven.de

VEGAN SEIN
» www.vegan-sein.de

VEGANPASSION
» www.veganpassion.blogspot.co.uk

VEGANWITCH
» www.veganwitch.de

VEGANE PRODUKTE KAUFEN

ALLES VEGETARISCH (ONLINESHOP)
» alles-vegetarisch.de

AVESU (SCHUHLADEN)
» avesu.de

BLEED ORGANIC CLOTHING (KLEIDUNG)
» bleed-clothing.com

BOUTIQUE VEGAN (ONLINESHOP)
» www.boutique-vegan.com

DEAR GOODS (KLEIDUNG)
» deargoods.com

DENKEFAIR (ACCESSOIRES)
» denkefair.de

FOOODZ (ONLINESHOP)
» www.fooodz.de

GREENALITY (KLEIDUNG)
» greenality.de

HANSVURST (KLEIDUNG & MEHR)
» hansvurst.de

KEIMLING (GERÄTE & SUPERFOODS ETC.)
» keimling.de

LIFEFOOD (ROHKOST & SUPERFOODS)
» lifefood.de

NARAYANA (SUPERFOODS & BÜCHER)
» narayana-verlag.de

NATURLADEN
» naturladen-online.de

PERFEKTE GESUNDHEIT SHOP
» perfektegesundheit.de

PETA STORE
» petastore.de

PURE RAW (ROHKOST & SUPERFOODS)
» pureraw.de

REFORMHAUS VEGAN SHOP
» reformhaus-vegan-shop.de

ROOTS OF COMPASSION
» rootsofcompassion.org

VEGANBASICS (ONLINESHOP)
» veganbasics.de

VEGANIC (ONLINESHOP)
» veganic.de

VEGANISTA (KLEIDUNG)
» veganista-muc.de

VEGANZ (VEGANER SUPERMARKT)
» veganz.de

SCHLAGWÖRTER A-Z

REZEPTREGISTER

REZEPTREGISTER

QUELLEN

1 Quelle: www.de.wikipedia.org/wiki/Veganismus

2 Quelle: www.vebu.de/themen/menschen/geschich-te-des-vegetarismus, eigene Darstellung

3 Quellen: www.vebu.de/themen/lifestyle/anzahl-der-vegetari-erinnen, www.veganomic.de/aktuelles/meldungen/20140615.php, www.imaner.net/panel/statistics.htm, www.de.wikipedia.org/wiki/Veganismus

4 www.vebu.de/presse/pressemitteilungen/2567-2015-10-pm-veggie-frankfurter-buchmesse

5 www.boell.de/de/fleischatlas

6 Quellen für Zahlen auf dieser Doppelseite:

- www.boell.de/de/fleischatlas

- www.animalequality.de/neuigkeiten/fleischatlas_2014

- www.wiwo.de/technologie/umwelt/fleischproduktion-zehn-fak-ten-aus-dem-fleischatlas-2014/7609044.html

- www.weltagrarbericht.de/themen-des-weltagrarberichts/fleisch-und-futtermittel.html

7 www.iarc.fr/en/media-centre/pr/2015/pdfs/pr240_E.pdf

8 www.peta.de/milchmachtkrank#.VpDrxZPNxE4, www.hsph.harvard.edu/nutritionsource/calcium-full-story/

9 www.vitaminb12.de/analoga/

10 www.das-ist-drin.de/blog/archives/1223-E-Nummern-tieri-schen-Ursprungs.html

11 www.peta.de/inhaltsstoffe#.VpDx-JPNxE4

12 www.goo.gl/vjPsyz

13 www.wwf.de/themen-projekte/landwirtschaft/ernaeh-rung-konsum/fleisch/soja-als-futtermittel/

14 Quelle www.peta.de/veganfreundlichstestaedte2014

15 www.vebu.de/ada?start=1

ÜBER DEN AUTOR

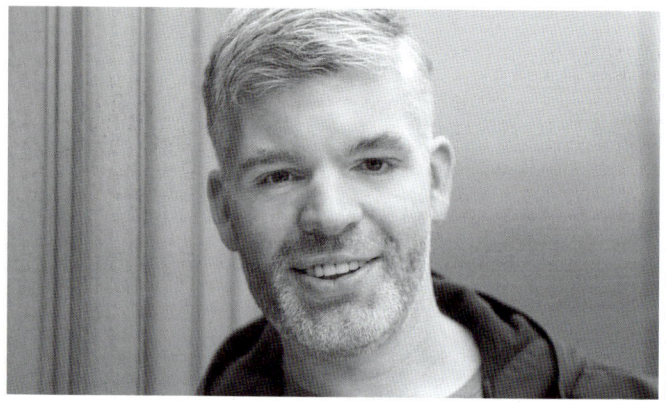

© Isabelle Grubert

Patrick Bolk lebte als gebürtiger Niederrheiner lange in Berlin und startete 2008 zunächst mit dem Blog »Berlin is(s)t Bio« (www.berlinbio.de) und ab 2011 mit dem Blog »Deutschland is(s)t vegan« (www.deutschlandistvegan.de) in der Bloggerwelt, um seine Tipps für eine nachhaltige und vegane Lebensweise weiterzugeben. Beide Blogs erreichen einige Tausend Leser täglich. 2009 folgte das Buch zum Blog, »Berlin is(s)t Bio«, ein Reiseführer für Bio-Restaurants in Berlin. 2013 brachte Patrick Bolk einen Ratgeber zur veganen Lebensweise mit dem Titel »Ab heute vegan« (Ventil Verlag) heraus, der später auch als veganes Hörbuch erschien. 2014 folgte »So geht vegan!«, 2015 erschien »Vegan im Job«. Weitere Informationen zum Autor gibt es unter www.patrickbolk.de.

DANKE!

Ich möchte allen von Herzen danken, die mir bei der Erstellung dieses Buches geholfen haben: Meiner Frau Eva, meiner tollen Redakteurin Eva Wagner bei Südwest sowie dem ganzen supersympathischen Team dort, Ulrike Kretschmer für das gewohnt sorgfältige Lektorat, Benjamin Ruopp für die Nährstofftabellen, Sandra König für grafische Beratung und natürlich Ihnen, da Sie dieses Buch gekauft haben! Dankeschön!

WEITERE BÜCHER DES AUTORS

VEGAN IM JOB

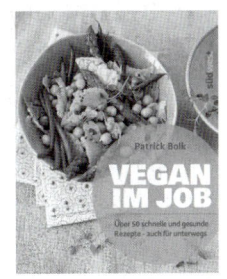

Sich vegan zu ernähren muss nicht kompliziert sein! Vor allem wer stark im Berufsleben eingebunden ist und gleichzeitig versucht, vegan und gesund zu leben, der hat es scheinbar nicht leicht – dieses Buch beweist das Gegenteil! »Vegan im Job« zeigt, dass sich mit ein wenig Vorbereitung ein gesundes Frühstück genau so schnell zubereiten lässt wie ein ausgewogenes Mittagessen »to go« oder ein paar Energieriegel für den kleinen Hunger zwischendurch. Und auch am Abend kann man sich ganz flott ein Abendessen auf den Teller zaubern. Statt sich also auf die Schnelle mit fett-, zucker- und kohlenhydratreichem Fast Food zu versorgen, bietet dieses Buch köstliches veganes und gesundes Essen ohne Riesenaufwand, viele Rezeptideen zum Mitnehmen, Tricks zur geschickten Vorratshaltung sowie einen Wochenplaner für stressfreie Kochwochen.
ISBN-Nr.: 978-3-517-09374-1

SO GEHT VEGAN!

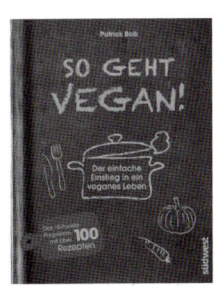

»So geht vegan!« hilft, den Start in die vegane Ernährungs- oder sogar Lebensweise zu erleichtern, denn jede(r) hat zu Beginn eine ganze Menge Fragen. Diese werden hier beantwortet, und der Leser bekommt in einem 10-Punkte-Programm, das er ganz entspannt in seinem eigenen Tempo umsetzen kann, alles an die Hand, was er braucht, damit der Umstieg kein Frust wird. Das Buch bietet über 100 wirklich einfach umzusetzende Rezepte, dazu jede Menge Hintergrundinfos, Warenkunde und ganz praktische Tipps zu Einkaufsquellen oder versteckten tierischen Inhaltsstoffen.
ISBN-Nr.: 978-3-517-09278-2

IMPRESSUM

1. Auflage
© 2016 by Südwest Verlag, einem Unternehmen der Verlagsgruppe Random House GmbH, Neumarkter Straße 28, 81673 München

HINWEIS:

In diesem Buch wurden nach Möglichkeit geschlechtsneutrale Formulierungen gewählt. Wo dies nicht möglich war, wurde aus Gründen der besseren Lesbarkeit die männliche Form verwendet. Unabhängig von der Formulierung sind selbstverständlich immer Frauen und Männer gemeint.

Redaktionsleitung: Silke Kirsch
Projektleitung: Eva Wagner
Korrektorat: Dr. Ulrike Kretschmer
Layout & Satz: Patrick Bolk
Umschlaggestaltung: zeichenpool, München
Illustrationen: Freepik.com, Shutterstock (316022855, 239807515, 81129372, 288433610)
Reproduktion: PrePrint-Produktion Zoran Dietner, München
Druck & Verarbeitung: Těšínská Tiskárna, a.s., Český Těšín
Printed in the Czech Republic

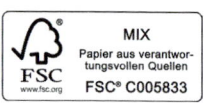

Verlagsgruppe Random House FSC® N001967

ISBN 978-3-579-09455-7